Récits de vie. Santé et maladie

Cette collection regroupe des récits de vie et témoignages divers concernant la santé, la maladie et aussi la guérison.

Déjà parus

Catherine Klein, *Vivre avec la sclérose en plaques. Le sepien est un être humain comme tout le monde, ou presque*, 2018.
Patricia Zinte, *Vilaine Douleur, Chroniques d'une patiente très patiente*, 2018.
Bernadette Dathie et Galatée Dominique Hirigoyen, *Le destin de Pierre. Autour d'Alzheimer*, 2018.
Guillaume Alemany, *Les aventures de Kawi. Parcours d'un jeune Asperger*, 2017.
Michèle Bertone-Véronèse, *Huit mois en pyjama. Témoignage autour d'un lymphome*, 2017.
Denise Morel-Ferla, *« Maître Alzheimer » et les trous de mémoire*, 2017.
Virginie Burner-Lehner, *La dame en bleu, Le syndrome d'Elhers-Danlos à travers quatre générations d'une famille*, 2016.
Jérome Rivkine, *Les cinq saisons. Sortir du cancer : parcours initiatique d'un malade bien-portant*, 2016.
Michel Basler, *L'Alcool, moi et le bonnet rouge*, 2015.
Cécile Rebillard, *À l'épreuve du handicap, nouveau regard sur la vie*, 2014.
Marie-Noëlle de Vaulx, *L'inattendue. Le handicap ou la vie par les chemins de traverses*, 2014.
Cendrine Chapel, *Juste deux petits pas de valse. Accompagner jusqu'à la fin de la vie*, 2014.
Yannette, *De l'impossible au possible. La maladie de Wegener : itinéraire vers une rémission*, 2014.
Cécile Rebillard, *Numéro 9. Maman d'un petit handicapé*, 2013.
Véronique Foissac, *Faim de bœuf. Témoignage d'une boulimique*, 2013.

La météorite du Cancer
ou
Crab Impact

5-7, rue de l'École-Polytechnique, 75005 Paris

http://www.editions-harmattan.fr

ISBN : 978-2-343-08786-3
EAN : 9782343087863

Véronique Pilet

La météorite du Cancer
ou
Crab Impact

L'Harmattan

À mon fils, Quentin, l'amour et la lumière de ma vie.
À mon époux, François, l'homme de ma vie.

« La science de la grandeur humaine est la plus étrange des sciences.
Nul d'entre les hommes ne l'ignore ;
mais presque tous ne savent pas qu'ils la possèdent. »
Maurice Maeterlinck

« Ce qu'on ne peut pas dire,
il ne faut surtout pas le taire mais l'écrire. »
Jacques Derrida

Prologue

Écrire, face à certains enjeux, peut paraître vain. Cela ne changera rien en effet aux évènements qui suivent, ça n'empêchera pas la nuit de venir, ni la mort d'être victorieuse, à la fin de toutes choses. Mais, au regard de ce qui se dresse au bout de tous nos chemins de vie, quels qu'ils soient, ce n'est probablement pas moins vain que de composer un morceau de musique ou un bouquet de fleurs, de prendre le temps d'admirer une aube printanière ou de préparer un bon repas pour des gens que l'on aime. Il s'agit juste de faire quelque chose qui nous fait vibrer, quelque chose de bien et qui s'impose à nous comme absolument nécessaire, ni plus ni moins. C'est un témoignage ou un manifeste de ce que l'on a de meilleur à offrir au monde, aux autres. Et le partager est nécessaire.

Écrire a toujours été pour moi le seul moyen de mettre de l'ordre dans mes pensées et d'éclairer le parcours plus ou moins nébuleux, voire chaotique, de ma vie. Et donc naturellement, au moment où la maladie m'a frappée, le désir de consigner au jour le jour cette troublante expérience s'est immédiatement imposé. Il fallait que je jette sur le papier mes peurs, mes doutes, mes espérances, ma colère aussi. Très vite, je me suis rendu compte que ça ne me suffisait pas et qu'il fallait que tout ce que j'allais traverser puisse si possible servir, être utile, soulager et donner espoir à ceux qui traversaient la même épreuve. J'avais aussi besoin de trouver un sens à l'absurdité et à l'injustice que représentait pour moi le surgissement du cancer dans ma vie. Cela faisait des dizaines d'années que le désir d'écriture palpitait au fond de moi, parmi mes aspirations les plus intimes. Jamais formulé à haute voix, jamais affiché officiellement car toujours perçu comme illégitime et prétentieux. Pourtant là, devant l'ultimatum du cancer, toutes ces vieilles et robustes barrières cédèrent, sans réserve. Le cancer m'a permis de balayer toutes mes hésitations, toutes mes peurs et tous mes doutes, il a même été une opportunité inattendue pour me jeter à l'eau et réaliser un rêve de toujours : écrire et partager. Ce travail d'écriture est aussi sans doute l'expression d'un désir d'éternité, fût-elle de papier, susceptible de conjurer la venue de cette seconde mort qu'est l'oubli. Avec ce texte, j'ai espéré laisser une trace tangible, aussi modeste soit-elle. Si ce travail a donné un sens à ma maladie tout en aidant, je l'espère, d'autres malades à faire plus confortablement et en connaissance de cause cette étrange odyssée qui nous conduit au cœur de nous-mêmes, alors rien n'aura été vécu en vain.

C'est un objet simple et fragile un livre et malgré tout ça peut changer tant de choses dans l'âme de celui qui le lit… C'est une expérience que j'ai vécue plus d'une fois au travers de mes propres lectures. Dans ce récit, je me suis fixé comme ligne de rester toujours au plus près de mon vécu, de ne pas me laisser glisser vers la tentation romanesque même si l'on entend fréquemment que la vie est un roman. Mais écrire est aussi un processus qui transforme celui qui écrit et ce qu'il écrit. C'est pourquoi le terme d'autofiction est sans doute plus juste pour qualifier cet écrit que ne le serait le mot récit ou témoignage. J'ai malgré tout cherché au plus juste les mots pour dire et transmettre ce qu'habituellement on tait et garde pour soi, ce que l'on ressent comme incommunicable car trop intime. J'ai veillé à ne pas accumuler les références strictement médicales car tout cela se trouve dans n'importe quels article, brochure ou ouvrage technique sur le cancer. Ce que je voulais, c'était ne pas m'éloigner de l'essentiel de ce que je suis afin de faire entendre la voix, même ténue, de l'âme singulière qui m'a portée durant cette expérience marquante et qui a tant de choses en commun avec celles de tous ceux qui passent par ce chemin. Je voulais que mon fils sache avec quelle détermination je me suis battue, de quelle manière on peut faire de toute chose qui surgit dans notre vie un moyen d'accomplissement et transformer coûte que coûte un mal en bien. Je souhaitais aussi que tous ceux qui m'ont aidée et accompagnée durant cette épreuve comprennent tout ce que je leur dois et tout ce que le cancer m'a apporté. J'aime imaginer que mon désir atteigne son objectif par le vecteur de ces lignes et qu'un petit miracle puisse avoir lieu en permettant aux cœurs des lecteurs de communier bien au-delà des différences et de l'espace qui nous séparent ! Peut-être qu'au travers de ces pages, mon expérience, forcément particulière, soulagera ne serait-ce qu'un malade qui souffre ou se désespère et que cette effraction inattendue sèmera un peu d'espoir et de sérénité au cœur des heures douloureuses qu'il traverse, ne serait-ce qu'en lui rappelant qu'une épreuve qui accable peut aussi ne pas nous anéantir.

Pour ma part, l'opacité de mon existence s'est mise à se dissoudre progressivement de jour en jour, depuis une fameuse journée d'avril…

« Est-ce hier ou demain qui nous transfigure ? »
Maurice Maeterlinck

Un printemps de mauvais augure

Avril 2013. Alors qu'un printemps d'une merveilleuse douceur s'annonçait et que Daft Punk présentait son tube planétaire « Get lucky » à Coachella, j'ai enfilé les gants et je suis montée sur le ring. Disons-le tout de suite : je ne suis pas boxeuse et n'ai jamais pratiqué ce sport. Sans que je sache pourquoi, c'est pourtant dans cette posture du boxeur que je me suis spontanément projetée, là où d'autres se voient s'emparant d'un sabre, d'une épée ou d'une arme à feu. Pour moi, il ne pouvait s'agir que d'un combat rapproché, au corps à corps et à mains nues. J'y suis allée, sans avoir vraiment pris le temps de réfléchir ni de me demander si c'était ou non une chose que je serais vraiment capable de faire et jusqu'au bout. Tout s'est déroulé dans l'urgence, sous la pression des évènements et de ce qui m'apparut alors comme une absolue nécessité. Je n'ai pas envisagé d'autres alternatives, pas sérieusement en tout cas.

Pour la première fois, j'ai eu le sentiment de m'approcher au plus près de la signification de l'expression « ne pas avoir le choix ». Mon choix s'articulait tout simplement entre deux perspectives : vivre ou mourir. Vivre avec certitude un peu plus longtemps ou mourir, avec certitude, à très court terme. D'accord, deux choix, ce n'est pas comme n'en avoir qu'un seul ou aucun mais pourtant ce fut comme si seul le choix de la vie était envisageable. Parce que mourir, à cet instant, était pour moi un non-choix, une parfaite impossibilité, que ça revenait à abandonner et à renoncer totalement, dans la plus profonde désespérance. Ce renoncement complet m'était alors tout à fait inenvisageable et insupportable. C'était trop tôt, je n'étais pas prête. Je me suis donc insurgée avec virulence contre ce que le destin venait de dresser sur ma route à l'aube de mes 48 ans. J'ai alors décidé résolument de gagner du temps et de combattre, pour vivre. Avant même d'avoir pleinement réalisé tout ce que cela signifiait, avant même de connaître ce que j'allais affronter, j'ai choisi de lutter et, s'il le fallait, peut-être, de mourir à la fin du combat, certes, mais les armes à la main, sans avoir fui devant mon adversaire. Je ne pouvais pas envisager une seconde d'être une victime consentante. Tel était donc mon état d'esprit.

Je perçus immédiatement, bien que de manière encore confuse, que toute la difficulté de ce combat résiderait dans ma totale ignorance de ce genre de lutte, de sa durée autant que de ses règles éventuelles. J'allais devoir apprendre sur le terrain, me faire au feu. Comme tant d'autres avant moi. Il n'y avait aucune préparation à un tel affrontement. Un matin, simplement, on se retrouvait aux pieds d'un prédateur terrifiant, dénué de toute clémence, à devoir sauver sa peau. Et l'on fredonne alors sans même s'en rendre compte « Get lucky », telle une incantation censée nous protéger des coups du sort du destin…

Quelques semaines avant de me lancer dans la bataille, j'ai su très confusément que quelque chose n'allait pas. Tout a commencé par une tension inhabituelle dans le sein gauche qui me tira de mon sommeil, comme une faible pulsation sous la peau. Encore à moitié endormie, j'ai avancé une main vers mon sein et découvert sous mes doigts une zone large environ de 5 cm, chaude, dure et douloureuse au toucher. Une masse était là, apparue brusquement, en tout cas ne la découvrais-je que maintenant. J'ai retiré brusquement ma main comme sous l'effet d'une morsure. Je crois qu'à cette seconde même j'ai su ou pris conscience qu'une partie de moi-même savait déjà quel était ce mal qui, pour l'heure, teintait à peine ma peau d'un rose plus vif de manière très localisée. Ce fut un peu comme une sidérante évidence, une certitude venue du plus intime de mon être, quelque chose de logique et allant de soi, presque d'attendu. La réponse de mon corps à des années de stress, de difficultés et de mélancolie. La manifestation tangible, palpable en effet, de la profonde toxicité d'innombrables idées noires, de déceptions, de renoncements et de découragements, de dépassements incessants et douloureux de mes propres limites, de sacrifices et d'oublis de moi-même dans le plus grand mépris de mes véritables besoins et aspirations. Cette maltraitance, involontaire bien que pas totalement inconsciente, révélait à cet instant même ses effets délétères. Mon organisme et mes cellules me trahissaient et changeaient de camps. Ils ne contribuaient plus désormais à ma survie mais participaient au contraire prématurément à ma mise à mort. Et cette masse dans mon sein en était la plus éclatante manifestation. Telle était mon intime et fulgurante conviction.

Mon souffle resta suspendu, captif de cette prise de conscience. Et je réalisais à cet instant l'étonnant paradoxe devant lequel je me trouvais désormais : cela faisait des mois que je me débattais au bord d'un gouffre, déchirée entre l'envie de m'y laisser tomber et celle de m'en éloigner, incapable de me sortir de cette impasse car terrassée par une dépression sévère et totalement prisonnière de sa spirale. Plus d'une fois, durant ces mois de terrible désespoir, où rôdait même parfois le spectre de la folie, s'était imposée l'idée d'en finir, souvent accompagnée de celle que la maladie grave, incurable, serait une porte de sortie honorable, à même de masquer à mes proches les véritables raisons de ma disparition, une issue en tout cas moins douloureuse pour eux me semblait-il que ne l'aurait été mon suicide. Mais ce n'était qu'une pensée parmi les mille et une ruminations que tout esprit désespéré brasse à longueur de journée et de nuit, sans répit aucun. Et voilà que soudain l'irruption supposée d'une maladie potentiellement mortelle, telle une pierre jetée dans un engrenage, stoppait net à elle seule tout le processus, me ramenant soudainement et de manière tout à fait inattendue toutes mes forces combatives. Et s'il était déjà trop tard ?

L'idée d'un renoncement total et immédiat me traversa confusément l'esprit. Elle était accompagnée d'un certain abattement qui commençait à se faire sentir. Si la dépression avait baissé sa garde devant le danger, elle était toujours là, agissante. Je devrai faire avec elle. Je m'assis alors au bord du lit, tout à fait réveillée par l'impact d'une évidence : la vie m'était bel et bien chevillée au corps malgré les difficultés que j'avais à la vivre aussi bien que je le désirais. Mon instinct de survie venait d'entrer en résistance. J'accusais le coup, certes, mais impossible de baisser les bras. Pas maintenant, pas déjà. L'option d'une riposte déterminée s'imposa ainsi clairement en réponse à ces quelques secondes de découragement. Et dès cet instant je me dis même qu'il fallait que je fasse de cette maladie une opportunité, une source d'enseignement et peut-être même un tremplin pour mieux me projeter dans l'avenir. Toutes ces pensées n'en étaient toutefois encore qu'au stade du balbutiement.

Si cette masse en mon sein était bien ce que je craignais, j'y voyais alors un puissant rappel à l'ordre. J'avais la chance inouïe d'avoir du temps pour me préparer, y compris à l'inéluctable, pour apprendre enfin résolument à vouloir vivre au lieu de me laisser vivre presque par inadvertance, avec insouciance et distraction, comme je l'avais fait jusqu'ici. J'avais encore la possibilité de revenir à l'essentiel, de cultiver le meilleur de moi-même et de ma vie pour en savourer avec plus d'exaltation toute la magie et l'intensité. Je pouvais encore changer ce qui n'allait pas, cesser de croire que la vie me devait quelque chose, ou tout du moins essayer de le faire sans le reporter à plus tard comme si j'avais, comme on dit, toute la vie devant moi. Parce que finalement, toute la vie, c'est long comment, c'est combien de temps ? Qui peut le dire ? Des années, des mois, des semaines, des jours ou bien juste quelques heures ? Jusqu'ici, comme tous les bien-portants, j'avais bâti ma vie sur un sentiment, probablement nécessaire comme peuvent l'être des lunettes de soleil sous un soleil aveuglant, celui de l'illusion de l'immortalité. Et là, parce que ma main avait effleuré une masse douloureuse dans mon sein, ce sentiment éclatait brusquement telle une bulle de savon. Je réalisais tout à la fois à quel point c'était une illusion, étonnamment fragile, mais aussi combien cette illusion avait contribué jusqu'alors à l'équilibre tout entier de ma vie.

C'était fou quand j'y repense ! Je ne savais encore rien de précis et n'avais vu aucun médecin, je venais à peine de me réveiller et de découvrir une masse dans un de mes seins que déjà je me faisais tout un scénario dramatique, diagnostiquant un mal incurable et de ce fait réalisant une prise de conscience radicale : ma mort n'était plus hypothétique. Je me voyais engagée dans un combat héroïque et n'envisageais une défaite qu'avec le plus grand panache possible ! Il fallait espérer que mon orgueil soit un atout dans cette aventure car je n'en manquais assurément pas !

Était-ce de l'avoir découverte qui me rendait tout à coup très perceptible les diverses manifestations de la tumeur ? Je la sentais maintenant qui irradiait fortement et palpitait sous ma main. Par moment, c'était comme une morsure de quelques secondes, une douleur vive et fugace. Des décharges électriques, probablement nerveuses, me brûlaient dans le creux de l'aisselle où je pouvais sentir aussi, affleurant, les ganglions gonflés et chauds, douloureux au toucher

François dormait paisiblement à mes côtés, ignorant tout de ce qui m'arrivait. Je ne m'étonnais pas, ou si peu, de ne pas m'être immédiatement tournée vers lui pour le réveiller et lui parler de ce que je venais de découvrir. Alors que depuis notre rencontre, quinze ans auparavant, nous avions toujours consacré beaucoup de temps à discuter de tout, du sujet le plus général au plus intime et personnel, depuis plusieurs mois nos échanges avaient perdu leur complicité et leur tendresse. L'impatience et l'irritation les avaient progressivement remplacées, étouffant toute ouverture, indulgence, considération et désir de consensus. Les affrontements étaient devenus quotidiens. La plus anecdotique des conversations pouvait se muer brusquement en une joute verbale acharnée où la colère et l'agressivité l'emportaient inexorablement, nous laissant furibonds et asphyxiés de rancœur, malheureux et totalement découragés. De querelle en querelle, notre amour agonisait sous nos yeux sans que nous parvenions à organiser son sauvetage. Nous étions dépassés, tout nous échappait et ma dépression n'arrangeait rien à l'affaire.

Dans ce contexte, comment lui confier, à chaud, mon état d'esprit, mes ambivalences et mes craintes face à la situation que je venais de découvrir ? Je redoutais tout d'abord que ses paroles augmentent le sentiment de culpabilité que je sentais déjà poindre en moi. Comment n'avais-je pas vu cette tumeur plus tôt ? Avais-je été négligente, étais-je responsable de mon état et de sa gravité ? Je craignais aussi de perdre mon libre arbitre, d'être influencée par sa vision des choses avant même d'avoir pu me faire mon propre avis. Tout était encore si confus pour moi... J'avais besoin de m'approprier totalement la situation et tout ce qu'elle impliquait avant de laisser à quiconque la possibilité d'y projeter sa propre analyse, son propre ressenti, voire ses propres fantasmes. Même si j'avais le sentiment que nous nous étions éloignés l'un de l'autre, François était toujours l'être dont je me sentais le plus proche. Son influence sur moi était donc grande. Avant de lui parler de quoi que ce soit, je devais auparavant avoir fait le point seule, envisager les options possibles et les dispositions que je souhaitais adopter. Il s'agissait de définir le cap que je désirai tenir ainsi que l'état d'esprit dans lequel je le ferai. Et quel que soit ce dernier, la détermination ou la résignation, je voulais être certaine de ne pas m'en détourner au premier coup de vent, devant le premier argument contradictoire.

Pour ne pas subir la situation, je devais donc commencer par l'accepter et la faire mienne, totalement. La fermeté de cette attitude déterminerait la qualité du dialogue intime que j'aurai avec moi-même mais aussi avec mon entourage, mes amis et les médecins durant les mois à venir. Je devais d'abord forger la solidité de mon attitude et de mon choix pour ensuite, sereinement, pouvoir m'en ouvrir à mes proches et aux autres. Je n'avais alors aucune idée des évolutions qui ne manquèrent pas de se produire dans mon état d'esprit au fil des mois à venir.

« La vie, ça n'est jamais si bon ni si mauvais qu'on croit. »
Guy de Maupassant

Prendre du recul

J'ai ressenti un besoin urgent de prendre du recul pour faire le point. Il me fallait changer d'environnement, m'éloigner de la maison et de François, de l'atmosphère querelleuse qui intoxiquait notre quotidien. J'avais besoin d'un cadre plus neutre et moins impliquant mais un lieu qui serait aussi rassurant, protecteur et familier, où je n'aurai pas à prendre sur moi, où toutes tensions seraient absentes. Le lendemain, j'étais dans un train pour Paris où j'allais retrouver mes parents pour une semaine. Cette escapade avait quelque chose d'une jubilatoire évasion tant, depuis des mois, je me sentais prise au piège de notre projet de maison d'hôtes, trop grande pour nous, ne nous permettant pas d'en vivre financièrement, harassante en termes de travail quotidien et qui accaparait toute notre énergie et tout notre temps. Depuis trois ans nous n'avions pas quitté la propriété ni pris les moindres vacances. C'était soudain tellement bon d'être dans un train et de briser la routine asphyxiante qui absorbait ordinairement toutes mes forces ! Bien à l'abri dans le cocon familial, immergée dans l'atmosphère délicieusement bohème que mes parents cultivaient avec le plus grand naturel, enveloppée de leur amour inconditionnel et de leur tendresse bienfaisante, je pourrai me recentrer et y voir plus clair. Cette bouffée d'oxygène, c'était la première chose positive que je faisais pour moi depuis des mois. Peut-être même des années.

François m'accompagna à la gare, très tendu car en fait intimement persuadé que j'entreprenais ce voyage comme s'il s'agissait de la première étape de notre séparation. J'étais quant à moi déjà un peu ailleurs, absente et détachée de notre réalité de couple, absorbée par des questions ayant trait au temps qu'il me restait peut-être à vivre, à une possible guérison, aux changements de vie que la maladie grave m'amènerait à envisager. Nous nous séparâmes sur le quai sans effusion, presque en silence, seuls nos regards trahissaient notre désarroi respectif.

À la gare Montparnasse, mes parents m'attendaient au bout du quai, silhouettes pour moi reconnaissables entre mille et qui, à chaque fois que je les apercevais, me procuraient un profond sentiment de sécurité et de joie. Mon père m'ouvrit les bras et toute la confusion qui m'habitait depuis 48 heures disparut à la seconde. Il sentait bon la lavande et le tabac anglais. Cette odeur, à elle seule, depuis toujours, parvenait à chasser toutes mes angoisses. Ma mère m'embrassa à son tour, dans une touchante effusion de tendresse, et je restais là, la tête contre sa joue, savourant le bonheur toujours trop éphémère de la tenir contre moi, à jamais enfant de cette femme toujours si dynamique, enjouée et curieuse à l'aube de ses quatre-vingt-deux printemps. Je respirais les effluves élégants de Shalimar qui s'échappaient de son cou. J'étais bien, enfin. Apaisée. L'énergie blasthique de la ville qui résonnait sous les grandes verrières de la gare vint briser l'espèce de bulle dans laquelle nous étions tous les trois. Nous nous sommes mis en marche d'un même mouvement tandis que la foule environnante nous imposait un rythme dans lequel nous nous coulâmes sans difficulté, impatients de nous retrouver au calme, juste entre nous.

Le trajet jusqu'au domicile de mes parents fut une autre source de plaisir. La ville flamboyait dans la nuit et son agitation habituelle me captivait. Ce spectacle avait quelque chose d'hypnotique dont je ne me lassais pas. Provinciale mais surtout campagnarde comme je l'étais depuis trois ans, il me fascinait même de plus en plus. L'ambiance urbaine me manquait continuellement. Notre vie à la campagne exigeait de moi des ressources et des aptitudes que je n'avais pas tandis que la vie et l'animation citadines me correspondaient tout naturellement. C'est vrai que j'y étais née et que la ville avait été mon cadre de vie durant 45 ans. Depuis notre installation dans le Sud-Ouest, j'avais refusé de considérer cette évidence à sa juste mesure, me contraignant à m'adapter à notre nouvelle vie avec toute la bonne volonté possible. Cela exigeait de moi des efforts permanents qui excédaient de beaucoup ce que je pouvais supporter. La dépression en fut la première conséquence et, avec cette grosseur au sein, il me semblait évident que j'en payais aujourd'hui le prix fort.

Arrivée dans l'appartement familial, un poids glissa instantanément de mes épaules. L'apaisement que j'éprouvais alors relâcha toutes les tensions. Je parvins à m'endormir tôt tous les soirs, à profiter de délicieuses grasses matinées desquelles j'émergeais accueillie par les regards tendres et bienveillants de ma mère qui avait préparé un petit-déjeuner gourmand avec mille attentions délicates. Les journées s'écoulaient dans une atmosphère délicieusement paisible. Je n'avais plus à prendre sur moi, enfin je pouvais relâcher la pression. Les ruminations désespérantes cessèrent sans le moindre effort. Mes parents ne me posèrent aucune question. C'était pour eux aussi simple qu'évident : j'allais mal et j'avais besoin de réconfort. Ils s'y employèrent avec une prévenance, une délicatesse et une tendresse infinies.

Il y eut des journées simples et tranquilles, où nous discutions de choses ordinaires, de la famille, de politique ou de littérature. D'autres durant lesquelles nous somnolions plus ou moins Maman et moi devant les programmes sportifs dont mon père était un fidèle téléspectateur. Il y eut aussi des soirées organisées exclusivement pour moi, au théâtre ou chez certains de leurs amis. Quelques après-midi shopping furent l'occasion de découvertes, parfois surprenantes, des tendances de la mode parisienne. Que tout cela était bon ! Et si dépaysant ! Il y eut encore la visite du nouveau département des arts de l'Islam, au Louvre, merveilleux moment de complicité inattendue entre ma mère et moi durant lequel elle me parla pour la première fois de ses préférences artistiques, des objets d'art qu'elle avait eu l'occasion de découvrir et d'apprécier au cours des nombreux voyages qu'ils faisaient chaque année depuis leur retraite. Nous terminâmes cet après-midi entre mère et fille chez Angélina, autour d'un chocolat onctueux et d'un Mont-Blanc. Durant mes études à l'École du Louvre, j'avais fréquenté avec assiduité ce lieu qui déjà à l'époque attirait les foules. J'avais donc un peu l'impression de remonter le temps en m'installant dans ce lieu familier, comme on enfile un vieux vêtement que l'on a beaucoup aimé et dans lequel on s'est toujours sentie bien, indépendamment de la mode. Ces moments, tous plus chaleureux les uns que les autres, calmèrent toutes mes tensions et furent incroyablement bénéfiques. J'y puisais une énergie nouvelle et oubliée, une envie de vivre aussi, perdue ou érodée depuis bien longtemps. Je mesurais par contraste à quel point, depuis des mois, j'avais été continuellement triste, découragée et résignée à une situation qui me faisait souffrir, avec le sentiment de ne pas pouvoir en sortir.

Mes parents n'avaient qu'un objectif : ramener le sourire sur mes lèvres et me voir heureuse. Ils n'ignoraient rien des difficultés que traversait notre couple, qu'il s'agisse de l'échec de notre changement de vie et de notre activité, de l'état catastrophique de nos finances ou de nos conflits. Ils étaient décidés à tout mettre en œuvre pour me faire oublier ça, pour m'envelopper simplement tous les jours de douceur et de joie de vivre. Très rapidement, je ressentis les bienfaits de ce traitement de choc. Ils me témoignaient une telle confiance, un amour si évident et inconditionnel, une si profonde admiration, leur fierté à mon égard sautait tellement aux yeux que, petit à petit, je me suis mise à éprouver la même chose. La mélancolie recula, et finit même par disparaître, comme étouffée par un sentiment oublié de douce bienveillance et de considération à l'égard de moi-même. Oui, j'avais toute légitimité à vivre, à être heureuse, je devais à nouveau m'écouter et retrouver confiance en moi. Grâce à ce bain de tendresse dans lequel je fus immergée durant toute une semaine, je pus rire à nouveau, retrouver toute une part de moi, éteinte depuis trop longtemps, et me projeter dans l'avenir. La dépression avait cédé le pas, les angoisses avaient disparu. Peut-être reviendraient-elles mais pour l'heure l'horizon ne m'apparaissait plus aussi bouché et l'envie de vivre prit fermement le dessus sur toutes mes idées noires. J'éprouvais toutefois une immense fatigue chronique que rien ne parvenait à faire disparaître. Je m'essoufflais très vite, toussais un peu tous les jours et la masse sur mon sein me paraissait plus épaisse.

Je devais rapidement consulter, savoir de quoi il s'agissait afin de pouvoir agir et me mobiliser au plus tôt.

J'avais pris mon élan.

Je quittais mes parents le cœur lourd, consciente de refermer à regret cette parenthèse merveilleuse que fut mon séjour chez eux. Je savais que des jours difficiles m'attendaient. C'est avec beaucoup d'émotion que je retrouvais François. Il m'avait manqué et notre bref éloignement m'avait permis de réaliser à quel point je l'aimais, malgré toutes les difficultés que connaissait notre couple depuis des mois.

Retrouver une relation apaisée avec lui était désormais une priorité. Nous n'avions plus les moyens ni le temps de dilapider notre énergie dans d'inutiles querelles. Certes, ce serait moi qui lutterais au quotidien s'il s'avérait que j'avais quelque chose de grave mais lui serait à mes côtés tous les jours, indéfectible soutien, gardant l'esprit clair et lucide lorsque la fatigue et les traitements me plongeraient dans le découragement et la confusion. Il serait mon réconfort, mon espoir, ses paroles restaureraient ma combativité, ses caresses apaiseraient mes peurs et son amour me protègerait de mes propres faiblesses. Avec François surveillant mes arrières, j'allais pouvoir m'aventurer sur le terrain de cette incertaine bataille que j'allais mener pour mon fils, pour François, pour mes parents. Et pour moi. Mais, j'exprimais là ce que je désirais, sans savoir aucunement si François voudrait ou non mener ce combat à mes côtés ? Je me voulais victorieuse alors que tout était incertain et que j'arrivais au front les mains vides, armée de ma seule détermination. Mon instinct de survie me dicterait probablement mon courage, au-delà de ma volonté consciente. Cela suffirait-il ?

« La maladie c'est comme la mort.
C'est un fait, ce n'est pas une punition. »
Eric-Emmanuel Schmitt

Diagnostic

Le lendemain de mon retour, j'étais chez mon généraliste qui, visiblement très inquiet après que je lui eus montré mon sein, m'envoya le jour même faire une mammographie doublée d'une échographie. J'eus droit dans la foulée à une biopsie suivie d'une IRM. Les résultats tombèrent en fin de journée, confirmant mes pressentiments : j'avais bien un cancer du sein, un carcinome canalaire infiltrant T3N2, grade II, RH++ et Her négatif, qualifié d'agressif car se développant rapidement avec un Ki67 à 40 %. Ne vous frappez pas : c'est du jargon, inutile de chercher à déchiffrer beaucoup plus que ça ce langage codé qui décrit le niveau de développement d'un cancer, l'important c'est de savoir que chacun a son cancer, diagnostiqué à un stade différent, avec ses grades, certains bons d'autres moins, et que les traitements sont adaptés en conséquence. Grade II, ça va encore. Et surtout il n'y avait pas de métastases

Voilà, la météorite du cancer venait de s'écraser à mes pieds, ravageant et modifiant à jamais ce qu'était jusque là ma vie. Si une météorite a pu mettre fin au règne des dinosaures, un cancer change tout aussi radicalement et définitivement notre univers, notre manière de voir, de penser et d'être. Certaines choses disparaissent, sont détruites de manière irréversible, d'autres apparaissent, éclosent et s'épanouissent, telles de nouvelles formes de vie. Ce *Crab Impact* venait de se produire. Nous étions François et moi assis devant le médecin, mon regard était planté dans le sien et je m'étonnais intérieurement de mon manque total de réaction. Pas de larmes ni de vague froide me traversant les entrailles, pas de gorge serrée ni de mains moites. Voilà qui ne me ressemblait pas ! L'évidence s'imposait, si j'étais impassible c'est que je savais déjà. J'avais bien eu l'intuition depuis plusieurs jours du surgissement de la maladie dans ma vie et des incertitudes qui en découlaient quant à mon avenir. J'avais vu s'approcher le panache de la météorite du Cancer, restait juste à en préciser le lieu de la chute. Le choc de l'annonce en fut donc atténué pour moi. À cet instant, je me sentais d'ailleurs tout à fait capable d'y faire face et de sortir victorieuse de cette confrontation. Au bout de quelques secondes, surpris par mon manque de réaction, le médecin me demanda si j'avais bien compris la nature du diagnostic. Je le rassurai en un mot et me tournai alors vers François en quête d'approbation. Je découvris alors le visage de mon homme comme je ne l'avais encore jamais vu. Il était livide. Ses yeux s'étaient comme enfoncés, son nez était pincé, sa bouche n'était plus qu'une mince ligne qu'il mordait en silence et ses poings serrés sur ses cuisses laissaient voir des phalanges blanchies de crispation. Évidemment, pour lui, le choc était terriblement brutal et violent. Il ne s'y était quasiment pas préparé. Je lui avais seulement montré le soir de mon retour de Paris la masse sur le sein et il était bien trop lucide pour ne pas s'être dit que ça pouvait être grave. Mais l'espoir d'un kyste bénin avait toutefois fait son nid à côté des scénarii plus graves. Le diagnostic formulé par le corps médical ne laissait plus de place au doute et François n'était pas un adepte de la pensée magique. Pour lui aussi l'univers des possibles s'était donc brusquement rétréci, il ne restait plus que le scénario catastrophe, celui de la maladie grave. Et durant quelques minutes, mon époux fut littéralement K.O. debout. Je lui pris la main, la couvris de baisers, cherchai son regard afin de faire obstacle au désarroi qui l'envahissait. Le médecin commença à nous parler des soins envisageables et des résultats que l'on pouvait en attendre, il se voulut rassurant autant que factuel et son monologue finit par faire son office : la tension diminua, François lut ma détermination dans mes yeux et s'y accrocha comme à une bouée. Doucement, son propre courage émergea des flots d'angoisse qui le submergeaient. J'ai compris alors qu'il venait de prendre sa décision : il serait là, à mes côtés, dans la bataille. Quelles que soient sa durée, sa brutalité et son issue. Pourtant, nous n'avions pas échangé un mot.

Je me souviens qu'en quittant le service de radiologie, je fus frappée de constater que le monde continuait tranquillement de tourner, comme si de rien n'était. Je venais d'apprendre que j'avais un cancer et pour François et moi tout avait brutalement basculé mais cela n'avait d'impact que sur notre propre vie et notre petit univers personnel. Pour nous, tout était devenu chaotique et menaçant et pourtant, à l'instant même, je continuais de sentir la douceur du soleil printanier sur mon visage et le parfum des lilas dans l'air. Peut-être, déjà, y prêtais-je une attention que je n'avais plus depuis longtemps pour ce genre de choses. Mes sens étaient de toute évidence en éveil et d'une certaine manière je revenais à la vie alors même que celle-ci était plus que jamais menacée. Malgré toutes mes craintes, c'était bon de sentir la nature se réveiller et la vie suivre son cours habituel, ça relativisait sainement le drame intime que je vivais. Le bon côté des situations où la vie est en jeu, c'est qu'elles nous ramènent à l'essentiel et qu'elles clarifient tout. Au même instant, de par le monde, des situations autrement plus violentes, douloureuses et dévastatrices se déroulaient, des enfants naissaient et d'autres mouraient, toutes les convulsions inhérentes à la vie se poursuivaient sans que jamais cela n'en altère le processus même. Cette pensée me faisait du bien. La vie, envers et contre tout, suivait toujours son cours et trouvait son chemin. Toutefois, une certaine atmosphère de finitude dominait désormais pour moi toutes choses et des notes automnales ajoutaient maintenant une étrange sourdine à la bienfaisante pétulance printanière.

Je compris aussi que plus rien ne serait jamais comme avant l'annonce du cancer. Le couperet du diagnostic était tombé et ma vie était maintenant définitivement tranchée en deux morceaux : celui d'avant et celui d'après. Pour François aussi, le cancer venait de s'immiscer brutalement dans sa vie et d'y produire un gigantesque séisme, jetant à terre de façon irrémédiable des pans entiers d'avenir et de projets communs. Sans vraiment oser le formuler à voix haute, nous nous demandions confusément ce que nous avions bien pu faire pour que cette épreuve nous tombe dessus. Conscients de la bêtise de cette réflexion, nous tentions pourtant désespérément de trouver des réponses au pourquoi qui battait sans discontinuer sous nos crânes. Et puis l'évidence balaya tout avant même que nous ayons quitté le parking de l'hôpital : les faits étaient là, peut-être incompréhensibles mais néanmoins incontestables. Les questions sans réponse ne nous permettraient pas d'y faire face de façon plus adaptée et efficace, nous les abandonnâmes immédiatement et rassemblâmes nos forces pour l'offensive.

Pour nous deux, la guerre contre le Crab était déclarée.

Avec cette particularité que l'ennemi habitait en moi, chez nous, qu'il partageait désormais notre vie. Nous avions un cancer au logis.

« Tu ne sais jamais à quel point tu es fort jusqu'au jour où être fort est ta seule option. »
Bob Marley

Se mettre en ordre de bataille

Mon médecin m'adressa au Centre Claudius Regaud de Toulouse, spécialisé dans le traitement des cancers. Nous étions à la mi-avril et en moins de dix jours j'ai rencontré l'oncologue qui serait mon médecin de référence ainsi que la chirurgienne spécialisée en sénologie, j'ai effectué des prises de sang, un scanner, une IRM et une scintigraphie et enfin visité le service ambulatoire où étaient dispensées les chimios. Tout alla très vite. Mon moral était bon. J'étais extrêmement rassurée par le cadre de l'Institut, la qualité de ma prise en charge par l'équipe médicale ainsi que la modernité des équipements. L'Institut jouissait d'une excellente réputation et je me répétais que dans ma situation c'était vraiment une sacrée chance d'être à proximité d'un tel établissement. Par l'autoroute, nous en avions pour un peu plus d'une heure quinze, ça restait donc raisonnable et pouvait s'inscrire sans trop de difficultés dans l'organisation habituelle de notre vie.

À la fin avril, j'eus un rendez-vous avec l'oncologue de référence, une jeune femme douce dont la réputation de compétence était connue jusqu'en Suisse puisque des amis oncologues du CHUV de Lausanne nous vantèrent ses mérites. Il s'agissait donc de lancer le protocole pour le début du mois de mai. J'étais animée d'une grande énergie vitale, confiante et sereine face à ce qui m'attendait et même impatiente d'en découdre pour en finir au plus vite. Le choc n'en fut que plus violent lorsque le médecin m'annonça que les examens avaient révélé une seconde tumeur, au niveau des bronches, dans le médiastin.

Stupidement, je ne m'étais pas du tout préparée à un diagnostic aggravé. Pour moi, tous ces examens complémentaires n'étaient qu'une simple formalité de routine. J'avais balayé ou peut-être tout simplement refusé de considérer sérieusement la possibilité que l'on puisse me trouver autre chose. Je n'avais même pas pensé à des métastases ! Je n'avais pas songé au pire, comme s'il était déjà survenu. Un cancer, c'était suffisant, non ? J'ai alors réalisé à quel point j'étais fragile et profondément immature face à ce qui m'attendait. Contrairement à mon sentiment premier, ma lucidité n'était pas totale et je ne regardais pas les choses en face autant que je le croyais.

Je tombai donc de très haut et, comme toute chute, ce fut douloureux. Le médecin m'annonça la nouvelle alors qu'elle venait de m'ausculter et de me demander comment j'allais, sans me laisser percevoir une seconde dans le ton de sa voix ou dans son attitude que le deuxième diagnostic était pire que le précédent. J'ai donc reçu cette annonce sans y être du tout préparée et sans la voir venir. Encore en train de reboutonner mon chemisier, assise devant son minuscule bureau, je me suis retrouvée en larmes, la tête entre les mains, reniflant comme une enfant. Si lors du premier diagnostic j'étais restée impassible, là par contre, les digues cédaient. Cette annonce m'avait prise de court, j'étais complètement submergée et sidérée, presque brutalisée. Et en réaction, j'en devenais férocement révoltée. Je sentais ma colère enfler de seconde en seconde.

J'avais si mal et tellement envie de hurler que j'en devins désagréable et agressive, reprochant vertement au médecin de n'être même pas fichue d'avoir une boîte de Kleenex à proposer aux patients à qui elle annonçait des nouvelles aussi bouleversantes. Elle ne dit mot, son regard était plein de compassion. Mis à part mes pleurs, un silence épais régnait dans ce bureau exigu et surchauffé. Je sentais François figé à mes côtés, sa main broyait la mienne et il ne savait que dire ou faire. Il était comme moi, en état de choc. Écrasé par la situation. Nous cherchions désespérément tous les deux l'énergie du rebond. Je me sentais anéantie, sans forces, clouée au sol. Et durant de longues minutes, je n'eus pas envie de me relever.

Passé la brutalité de cette annonce qui m'avait littéralement assommée, je parvins à me reprendre sans même savoir d'où me venait cette impulsion. Plus je retrouvais mes esprits, plus mon énergie revenait et avec elle la détermination à lutter. Je me découvrais plus forte moralement que je ne le pensais et ça ne serait heureusement pas la dernière fois ! À cette occasion, tandis que mes pensées fusaient confusément dans toutes les directions, j'ai réalisé que mon combat sur le ring consisterait bien plus à savoir encaisser les coups, aussi violents soient-ils, qu'à en distribuer. J'allais être régulièrement acculée dans les cordes et il faudrait que je tienne bon sous l'avalanche de coups qu'allaient constituer les chimios et leurs effets secondaires dévastateurs, la fatigue, les contrôles intermédiaires et leurs incertitudes, l'opération du sein et la mutilation qu'elle représentait... J'allais devoir m'accrocher rageusement à la vie, envers et contre tout, développer une obstination inébranlable à rester debout. Il me faudrait élaborer des stratégies pour tenir le coup, trouver un sens à cette expérience afin de la subir le moins possible, valoriser tous les efforts qu'il me faudrait déployer quotidiennement sans jamais me décourager. Et puis il y aurait aussi la souffrance physique et la nécessité de bien la prendre en charge afin qu'idéalement elle ne me submerge pas. J'étais bien décidée à tirer un maximum de profit de cette épreuve, au moins tant que j'y parviendrai et tant que je jugerai que ça en valait la peine.

D'une voix métallique que je ne me connaissais pas, j'ai demandé à l'oncologue ce que signifiait précisément ce nouveau diagnostic. J'insistais pour ne pas être ménagée et obtenir de sa part une réponse franche. Elle fut très claire : là où une semaine auparavant, alors qu'il ne s'agissait encore que d'un cancer du sein pour lequel les médecins pouvaient avancer une possible guérison (terme si rare en oncologie !), il n'était plus question maintenant, avec la découverte de cette seconde tumeur, que de rémission. Mais, ajouta-t-elle, avant de pouvoir m'en dire plus, il fallait d'abord savoir de quelle nature était cette tumeur. S'agissait-il de métastases du cancer du sein ou d'un autre cancer primaire ? Seule une biopsie permettrait de le révéler. Elle fut pratiquée dès le lendemain, par bronchoscopie. Mais, compte tenu de la localisation compliquée de la tumeur, le médecin ne parvint pas à obtenir suffisamment de tissus. Il fallut en effectuer une autre quelques jours plus tard, sous scanner, en passant par le dos, tout près de la colonne vertébrale. Et cette fois-ci, les prélèvements furent satisfaisants.

En attendant les résultats de la biopsie du poumon, François et moi tentions de faire comme si de rien n'était la plus grosse partie de la journée. Nous travaillions, discutions avec nos clients, préparions des repas, faisions le ménage ou les courses en nous appliquant à garder dans un coin bien borné de notre esprit toutes les problématiques liées à ma santé. Le soir venu, lorsque nous nous retrouvions enfin tous les deux, la tension, bien trop grande, se relâchait. Des larmes coulaient alors sur mes joues tandis que je me demandais comment j'allais réussir à vivre avec cette maladie, avec le sentiment de ne plus avoir de projets d'avenir possibles, en étant continuellement accaparée par les traitements. Et allais-je pouvoir continuer à travailler ? De façon assez anecdotique, je réalisais aussi que je ne pouvais plus donner mon sang bien que l'ayant toujours fait de façon régulière. Ça n'était qu'un détail par rapport à tout le reste, c'est vrai, mais il prenait un relief énorme, je me sentais soudain comme pestiférée, inutile et empêchée de porter secours. Dans le même genre d'idées, lorsque je vivais à Lausanne, je m'étais inscrite en tant que donneuse d'organes. J'avais toujours trouvé rassurant et gratifiant de savoir que certaines parties de mon corps pourraient soulager des souffrances ou sauver des vies plutôt que de finir en cendres ou dévorées par les vers. Mais voilà que le cancer rendait cette volonté potentiellement toxique et donc inenvisageable. Ça me rendit infiniment triste. Mon corps ne valait plus rien, il était bon à jeter. Comme si j'étais déjà morte. Parmi les autres pensées qui m'assaillaient, il y avait aussi la question de savoir si je m'apprêtais à vivre là mon dernier été. Comment ça se vit, un dernier été ? Comment voulais-je vivre LE MIEN ? Immédiatement, sans la moindre hésitation, un projecteur s'allumait dans ma tête à chaque fois que me venait cette question et je me voyais partir en Italie avec François, y voyager des mois durant, le plus longtemps possible, parcourir le pays du Nord au Sud jusqu'à avoir le sentiment d'en être pleine et rassasiée, jusqu'à ne plus être capable physiquement de poursuivre le périple, jusqu'au moment où mes forces m'abandonneraient et que je sentirais venu le temps de m'asseoir au bord du chemin, de fermer les yeux et de quitter ce monde. Je souhaitais avoir alors de quoi soulager les plus terribles et ultimes souffrances et m'éteindre dans les bras de François face à un sublime paysage de Toscane, comme ceux que l'on peut contempler entre Florence et San Gimignano ou Sienne et Arezzo. Dans la flamboyance bouleversante d'une aube, parce qu'une aube porte toujours en elle une indéfinissable promesse d'avenir. Le scénario, d'un romantisme hollywoodien qui me faisait presque un peu honte, était parfait, rien n'y manquait. Et je ne voyais vraiment rien qui puisse le remplacer. Si le cancer gagnait la partie, c'était comme ça et pas autrement que je voulais vivre mes derniers jours et mourir, entrer vivante dans la mort, ce passage mystérieux qui clôt le cycle de notre vie terrestre, en ayant eu la chance de choisir le lieu et la manière.

Je refusais délibérément bien sûr de m'arrêter une seconde sur toutes les contingences pratiques et matérielles qu'un tel scénario exigerait...

Dans ces moments, François s'ouvrait également de ses inquiétudes, de sa peur de ne pas être à la hauteur de la bataille, de celle plus grande encore de me perdre. Cette anxiété exacerbée se doublait pour lui d'un terrible sentiment d'impuissance. Ma maladie le malmenait déjà sans ménagement et je redoutais par avance qu'il soit dépassé et meurtri par la douleur que serait pour lui de me voir affaiblie, souffrante et extrêmement vulnérable sans rien pouvoir y changer. Il me disait ressentir une abominable colère dont il ne savait pas quoi faire. Il en voulait au monde entier, à la vie qui nous faisait ce coup pendable, à ceux qui étaient en bonne santé et aux vieux qui avaient atteint un âge que je n'atteindrai probablement jamais.

Nouveau rendez-vous avec le médecin 5 jours plus tard. Cette fois-ci, j'avais prévu des mouchoirs en quantité et ils me furent malheureusement bien utiles. Les résultats de la biopsie balayaient toute incertitude : il s'agissait d'une tumeur bronchique endocrinienne atypique non à petites cellules, située dans le lobe supérieur droit, infiltrant le médiastin, T4 stade IIIB, sans métastases ni ganglions atteints, mais inopérable. C'était donc un second cancer primitif. De mauvais pronostic. Ce type de cancer représente environ 10 % des cancers bronchiques et les pronostics sont terriblement mauvais en termes de survie. On parle là en effet de 3,5 % de malades encore en vie 5 ans après le dépistage et le traitement de la tumeur non opérable. Évidemment, ça n'est pas rien 3,5 %, c'est mieux que rien du tout mais c'est en même temps si peu… Comment savoir si je ferai ou non partie de ces 3,5 % ? Ne fallait-il pas être quelqu'un d'exceptionnel, protégé par toutes les bonnes fées du monde ou béni par tous les Dieux, pour faire partie de ces rares élus à qui la maladie offrait un sursis aussi rarissime ? Comment s'effectuait le tri, sur quels critères, par quel mécanisme ? Une petite voix me disait qu'il ne s'agissait là que de la roulette russe de la vie, de son légendaire arbitraire et de rien d'autre.

Tout ça me semblait de plus en plus irréel et j'étais complètement démunie face à toutes les émotions qui me traversaient. J'éprouvais avant tout une prodigieuse colère, une sorte de rage qui me faisait trembler de partout et me nouait la gorge. Si la vie avait été une entité incarnée, je lui aurais sauté à la gorge pour lui régler son compte puisqu'elle était en train de me régler le mien. C'était trop dur, tout ça me dépassait et je me sentais misérable. Comment allais-je faire face ? Il me faudrait maintenant combattre sur deux fronts à la fois, tout en sachant que, quels que soient mon acharnement et ma vaillance, il ne s'agirait que de ralentir la progression de la maladie. À cet instant, sonnée par la brutalité du diagnostic, je ne me sentais plus capable d'engager un pareil affrontement. Si c'était pour mourir, à quoi bon me battre ? Moi, ce que je voulais c'était guérir, c'est pour ça que je voulais lutter, c'est pour cet objectif-là que j'acceptais d'encaisser tous les coups bas des traitements et des effets secondaires. Mais là, clairement, j'étais condamnée à plus ou moins long terme et cette phrase définitive tournait en boucle dans ma tête. Après toutes mes belles résolutions de faire du cancer une source de développement et d'apprentissage, une sorte de voyage initiatique, il ne me restait plus désormais qu'un immense sentiment de découragement, une peur asphyxiante qui me broyait les tripes et une envie rageuse de jeter l'éponge. Je regardais, presque sans la voir, l'oncologue qui me parlait des thérapies envisageables. Et je n'entendais rien. Il paraît que les victimes d'une explosion restent sourdes durant de longues minutes après la déflagration. C'est exactement ce qui m'arrivait. Toute ma réalité venait d'exploser et j'étais d'une certaine manière en état de choc. Mon courage, ma détermination, toute ma combativité étaient brusquement réduits en morceaux. Je me voyais mourir d'étouffement dans quelques mois, voire quelques semaines. La mort occupait soudain tout mon espace mental et c'était tout simplement insupportable.

Bien qu'ayant déjà envisagé le pire, je m'étais persuadée depuis le premier diagnostic que je parviendrais à combattre avec succès le cancer du sein. Je me sentais capable, certes de façon tout à fait irrationnelle, de démentir les plus sombres pronostics. Sans doute que s'exprimaient là, inconsciemment, une volonté de puissance et un désir de garder le contrôle à la limite de la caricature… Mais bon, armée de cette certitude, imperceptiblement, au fil des jours, je m'étais forgé un moral d'acier et j'étais peu à peu revenue à ce sentiment de durée indéterminée dont nous pensons tous disposer pour vivre, avec tout ce que cela peut avoir de rassurant. Et voilà que brusquement, avec une incroyable violence, ce nouveau diagnostic me projetait dans une dimension de vie déterminée et précaire, très radicalement amputée, m'obligeant à me confronter à toute l'angoisse que cela génère inévitablement. Pour moi, désormais, la menace de la mort était beaucoup plus précise. Trop précise. Je ne risquais plus un éventuel accident de voiture ou d'avion, une possible chute mortelle de ski ou une mauvaise grippe. Il n'y avait même plus aucune chance pour que je meure de vieillesse. C'était en fait comme si je venais d'être catapultée, pour de vrai, en plein milieu d'une autoroute et que je voyais les véhicules foncer sur moi à toute allure. Voilà ce qu'était devenue ma réalité. En l'espace de quelques instants, presque par surprise, tout le mystère, toute l'énigme de la durée de ma vie et de son échéance étaient brutalement dévoilés de manière tout à fait prématurée par l'annonce de ce foutu cancer du poumon s'ajoutant à celui du sein. La mort n'était plus pour moi une vague possibilité éloignée dans le temps, c'était désormais une certitude qui m'attendait à très brève échéance. Comme devant toute terreur que l'on affronte, il allait me falloir bien du sang-froid. Je craignais que ma nature extrêmement émotive ne me facilite pas les choses et me rende même, tout au contraire, trop vulnérable.

Je mesurai bien l'incongruité de la situation qui faisait que je brassais à la seconde des centaines de pensées, pour moi d'une grande profondeur, des sujets quasi philosophiques que l'on n'aborde pas souvent au cours d'une vie et que tout ça se déroulait alors que j'étais assise dans un bureau impersonnel, à des kilomètres de chez moi, devant une quasi-inconnue entre les mains ou le professionnalisme de laquelle j'allais remettre ma vie et avec qui je partagerai durant des mois des moments d'une intensité que je n'avais jamais éprouvée jusque là ! Dans le même temps, j'appréciais beaucoup qu'il en soit ainsi, n'ayant pas à la ménager comme je l'aurais fait avec un proche, je pouvais me laisser aller sans gêne ni retenue au débordement cacophonique de mes émotions. Égoïstement, je me disais qu'elle était là pour ça, que ça faisait partie du job. Elle avait dû en voir bien d'autres en effet car elle ne se départit pas un instant de son calme et de sa patience. Son stoïcisme avait d'ailleurs quelque chose de très agaçant car ma colère glissait dessus et rien ne me renvoyait la balle ! Impassible et bienveillante, elle attendait tranquillement que je reprenne pied.

J'étais complètement glacée malgré la température étouffante qui régnait dans le bureau. Mes tempes battaient et me faisaient souffrir, j'étais crispée de la pointe des cheveux à celle des pieds, ma bouche était sèche tandis que j'entendais les battements précipités de mon cœur comme s'il était branché sur un ampli. Je manquais d'air et j'avais un peu l'impression de me noyer. Ce furent les caresses de François sur ma main qui me ramenèrent lentement à la surface. Je m'accrochais à lui, totalement désespérée, et vint m'appuyer contre son épaule tandis que le médecin nous exposait le protocole de soin que l'équipe avait décidé d'appliquer. Il s'agissait maintenant d'être pragmatique : oui, la situation était grave et très préoccupante – avoir deux cancers primitifs en même temps était extrêmement rare : en quinze ans de carrière, elle n'avait connu que deux cas, dont moi ! – mais cela valait néanmoins la peine de lancer une offensive en deux phases. La première pour le cancer du sein, le plus avancé. Et la seconde pour le cancer bronchique. Sachant que les chimios destinées au cancer du sein étaient censées avoir un effet inhibiteur, du moins l'espérait-on, sur la tumeur du poumon. J'étais encore jeune pour les médecins et jusqu'ici en bonne santé, sans maladie chronique ou dégénérescente, ils faisaient donc le pari que j'allais pouvoir encaisser au mieux ces traitements à forte toxicité qui, s'ils allaient s'en prendre aux cellules cancéreuses allaient aussi taper sur le foie, les reins, le système veineux, le cœur… Il s'agissait de gagner le plus de temps possible mais aussi de la qualité de vie car, si l'on ne faisait rien, les choses allaient évoluer très vite et les douleurs devenir rapidement insupportables. En effet, je pouvais déjà constater que la masse sur le sein était de plus en plus douloureuse, elle avait grossi de manière impressionnante, faisant déjà plus de 10 cm, un peu plus de 3 semaines seulement après sa découverte tandis que je commençais à avoir mal en déglutissant, sans doute un symptôme de la tumeur bronchique appuyant sur la trachée.

J'ai voulu savoir tout de suite de quels délais de rémission on pouvait raisonnablement parler désormais. L'oncologue refusa obstinément de se prononcer, répétant seulement que ça valait la peine que je me batte et que je me soigne, que pour le sein mes chances étaient bonnes et que concernant le poumon, il fallait d'abord voir comment je réagirai au traitement pour se faire une idée plus juste du pronostic envisageable. Selon elle, j'avais encore potentiellement du temps devant moi si je réagissais comme on pouvait l'espérer aux chimios. L'important était que je ne m'affaiblisse pas trop au fil des traitements. Voilà que m'étant vue condamnée à très court terme quelques minutes auparavant, sa réponse, pourtant bien vague, m'offrait soudain un gain de temps tout à fait inespéré, presque de quoi être euphorique. Alors, imperceptiblement, le mouvement que suivait mon état d'esprit s'inversa. Fragile et infime, l'espoir réapparut et avec lui l'énergie de vivre et la combativité. C'était encore à cet instant une toute petite flamme, toute vacillante, mais elle était bien là, répandant sa faible lumière, diffusant sa réconfortante chaleur, perçant l'obscurité. Et par contraste avec toute la noirceur du tableau dramatique que j'avais vu surgir dans mon esprit, je ne voyais plus qu'elle. Le sentiment crépusculaire tout à fait inédit qui s'était abattu sur moi aiguisait maintenant ma perception de la plus infime lumière. J'avais le dos au mur mais je ne renonçais pas pour autant à me forger un état d'esprit capable de me sauver la vie. Après avoir mis un genou à terre devant l'annonce de l'incurabilité, j'allais faire de cette dernière un outil propédeutique : j'allais en assumer le poids écrasant et je tenterai, sans faiblir si possible, de le dépasser. Je ne savais pas encore que ces oscillations extrêmes, entre renoncement et combativité, découragement et rage de vivre, allaient se répéter un nombre incalculable de fois durant tout mon parcours thérapeutique. Émotionnellement, je passais sans cesse du chaud au froid et tout devenait paroxysmique. J'avais embarqué sans le savoir sur des montagnes russes et manifestement mon billet me donnait droit à un nombre de tours illimité.

« Il n'y a de vraie félicité que dans la paix de l'âme. »
Jean-Jacques Rousseau

Prévenir mes proches

Je sentais que mon état d'esprit était déjà quelque peu différent par rapport au moment du premier diagnostic. Sans que je sache bien ni pourquoi ni comment, ma manière de voir ce qui m'arrivait ainsi que la façon d'y faire face avaient évolué. J'étais moins dans la réaction et dans le bras de force mais de façon plus constante dans l'acceptation. L'épreuve se révélant bien plus difficile que je ne l'avais envisagée initialement, je sentais qu'il allait falloir que je sois capable aussi de me laisser porter par les évènements et de m'abandonner à leur cours. Je ne pourrai pas être en permanence sur le pied de guerre et dans l'affrontement. Impossible de tenir longtemps en état d'offensive permanente. C'était toute la différence entre se défendre et se battre. Ce que j'allais devoir faire les prochains mois c'était me battre, sur la durée, et pas seulement dans la fulgurance de la riposte. J'allais devoir adopter des stratégies qui me permettraient de tenir sous le pilonnage incessant des assauts afin de riposter dès que j'en aurai l'opportunité, en m'adaptant en permanence, toujours en encaissant des coups plus forts que ceux que je parviendrai à donner. Je devais donc apprendre à lâcher prise, à exploiter chaque seconde de répit, à ne pas toujours prendre sur moi, en renonçant à tout contrôler. J'allais devoir accepter mes limites personnelles tout en cultivant quotidiennement ma détermination afin d'être offensive lorsque ce serait nécessaire et possible. Je sentais que c'était là, dans cette position médiane, souple et beaucoup moins volontariste, que je parviendrai à trouver un point d'équilibre durable. C'était probablement ainsi que je parviendrai à tirer l'expérience la plus complète de cette coexistence avec la maladie et la mort.

Au fur et à mesure que ces pensées prenaient corps, je me mis à prendre conscience de plus en plus nettement de l'immense besoin d'apaisement et de sérénité que j'avais au fond de moi. De légèreté aussi. En fait, imperceptiblement, grandissait en moi la conviction d'avoir à apprécier, d'une certaine façon, ce qu'il m'arrivait, afin de le vivre le moins douloureusement possible. Je ne gagnerais rien de bon à le refuser exclusivement dans la colère et le combat. Souffrir de la situation pouvait donc être optionnel et non pas obligatoire, rien ne m'y contraignait dans l'absolu, hormis le regard que je choisissais de poser sur ce que je vivais.

Le lendemain, j'ai téléphoné à mes parents ainsi qu'à tous mes amis afin de les informer de la situation. Je ne pus aller au bout de certains de ces appels car j'étais trop épuisée émotionnellement et, parfois, mes accès de larmes rendaient la conversation encore plus difficile, ajoutant au malaise de mes interlocuteurs. François prit le relais, avec douceur et pédagogie. Il ne cessait de me sidérer par sa capacité à faire face avec tact, bon sens, détermination et efficacité à ce qu'était désormais devenue notre vie en l'espace de quelques jours. Il était à mes côtés constamment, m'épaulait sans jamais faillir et me répétait chaque jour qu'il m'était totalement dévoué. Si François n'était peut-être pas l'homme idéal, il s'en approchait furieusement !

Tous, parents et amis, furent frappés de plein fouet, fauchés sans ménagement par l'irruption de ma maladie. Tous furent émus et terriblement bouleversés, exprimant une immense compassion et une infinie tendresse, tous voulaient savoir de quels types de cancers il s'agissait et quels étaient les traitements possibles, tous voulaient comprendre et appréhender au mieux ce qui m'attendait. Tous exprimèrent le désir d'être à nos côtés dans cette bataille. J'ai eu l'impression de lever une armée et de fédérer derrière mon étendard les plus féroces combattants ! Le dragon qui me dévorait de l'intérieur n'avait qu'à bien se tenir ! Et c'est ainsi que l'angoisse de ma mort s'installa également dans leur vie à tous et qu'ils se retrouvèrent chacun à porter une partie de ce foutu fardeau…

Ce fut pour mes parents bien sûr que cette annonce fut la plus douloureuse. Mon appel produisit un séisme qui ravagea en quelques secondes le paysage rassurant de leur quotidien. Pour eux aussi, le *Crab Impact* fut terrible. Maman, toujours vaillante et combative, n'ayant immédiatement comme objectif que de me soutenir indéfectiblement dans l'épreuve, balaya très vite tout signe d'affliction pour me manifester exclusivement du courage et de l'espoir. Mais sa voix, si familière, la trahissait. La peur de me perdre lui broyait désormais le cœur et lui nouait l'estomac, rendant son souffle court. J'aurais pu tracer du doigt le chemin du fluide acide qui l'avait traversée de la gorge au creux du ventre lorsqu'elle m'entendit prononcer le mot cancer. C'était pour moi une souffrance déchirante de lui infliger un tel chagrin et de telles angoisses… Je savais aussi que cela ravivait d'anciens souvenirs, ceux de parents et d'amis morts d'un cancer. D'anciennes blessures se rouvraient ainsi à l'annonce de ma maladie. Mon père était lui aussi complètement bouleversé mais n'étant pas de nature à s'épancher, issu d'une génération où l'on considérait que les hommes devaient prendre constamment sur eux, il ne savait comment exprimer l'ensemble des émotions qui le traversaient de part en part. Il ne trouvait pas ses mots et sa voix se brisait mais il faisait face, du mieux qu'il pouvait, se voulant avant tout rassurant et réconfortant vis-à-vis de moi. J'ai senti pourtant qu'une part importante de l'univers qui était le sien jusqu'à maintenant venait de s'effondrer brusquement comme un château de cartes. Le chaos avait fait irruption dans leur vie et projetait désormais son ombre inquiétante sur l'avenir. La désolation était sortie du bois. Je ressentis un besoin irrépressible de leur dire que je les aimais. Je n'avais jamais douté de l'affection de mes parents mais ce fut là, au téléphone, pour la première fois, que je les entendis me dire qu'ils m'aimaient aussi. Et j'en fus émue d'une manière indicible.

Brassac, avril 2013

Mon très cher Laurent,

C'est vers toi immédiatement que je me tourne alors que ce soir, à nouveau, tant de craintes m'agitent. Au téléphone, ce fut un tel soulagement d'entendre ta voix et de sentir combien ta douceur me réconfortait… Mais après que nous nous sommes parlé, j'avais encore tant à te dire… Alors j'ai pris ma plume, comme d'habitude ! Depuis que nous sommes amis, et cela fait 30 ans déjà, je n'aurai jamais imaginé t'adresser une telle lettre. C'est sans doute idiot mais je n'avais jamais songé à un tel scénario. Pourtant, j'ai plus d'une fois réfléchi à la manière dont je pourrai quitter cette vie. Toujours et cycliquement, j'ai eu à me débattre avec la dépression, cet effondrement intérieur qui emporte tout, qui aspire vers le fond la plus vive des énergies. Parfois, c'est tellement difficile que l'envie d'en finir prend le dessus et masque toutes les autres alternatives. Mais pour tirer ma révérence, le cancer, non je n'y avais pas pensé. Pourtant, c'est tellement banal ! Il s'agit comme on dit du mal du siècle, pas de quoi être si surprise ! Et bien voilà, c'est tombé sur moi. Et, comme je ne fais, semble-t-il, jamais les choses à moitié, je n'ai pas un mais deux cancers. Sans doute pour faire bonne mesure. Ou pour faire mon intéressante. Ou pour ne me laisser aucune chance. Va savoir… J'aurais pu en laisser un peu aux autres comme me l'a fait remarquer l'oncologue non sans humour. Sur le coup, je n'ai pas trouvé ça drôle du tout. Mais quelques jours plus tard, oui, ça m'a fait rire.

Lorsque le médecin a dit « cancer », « infiltrant », « inopérable » « de mauvais pronostic », je t'avoue que ça m'a foudroyée. Je suis certaine que mon cœur s'est arrêté de battre ne serait-ce que quelques secondes. C'est probablement ce qu'il se produit quand on sent que la faucheuse rôde un peu trop près, ça glace vraiment le sang et ça pétrifie. Mais, petit à petit, et bien plus vite que je ne l'aurais cru, je me suis familiarisée avec cette présence, je l'ai même apprivoisée d'une certaine manière et finalement elle me fait déjà moins peur. Enfin, ça dépend des jours…

C'est fou ce que ce mot de « cancer » peut véhiculer encore comme terreur aujourd'hui. Il est immédiatement synonyme de mort à court terme même si on nous dit que l'on guérit désormais un cancer sur deux. Ça reste quand même la première cause de décès dans le monde ! Après l'annonce, je me suis vue morte dans les 6 mois à venir, et encore, si j'avais un peu de chance ! J'ai vu défiler toutes ces images que l'on connaît de malades au teint gris, exsangues et squelettiques, le crâne chauve, les yeux cernés et enfoncés dans les orbites, la peau toute ridée comme s'ils avaient vieilli prématurément. J'ai tremblé surtout face à la souffrance que j'imaginais, me demandant si je serais capable de vivre tout ça dignement. Et puis, bêtement, ou plutôt devrais-je dire banalement, j'ai pleuré sur tout ce que je n'avais pas fait et accompli dans ma vie, sur tous mes mauvais choix, les occasions manquées, les rêves avortés, les aspirations inassouvies, toutes les erreurs commises, le temps perdu, le total inachèvement de cette histoire qui est la mienne et où pourtant je me reconnais encore si peu. Tout est passé si vite… 48 ans et qu'ai-je accompli ? Que restera-t-il de moi lorsque je ne serai plus là ? Ai-je seulement contribué, même très modestement, à rendre ce monde un peu meilleur ? N'ai-je pas plutôt ajouté à ses maux ? Tant de peines, de larmes et de difficultés pour quelques si rares instants de bonheur et de félicité… Aurais-je pu faire mieux ou autrement ? Et maintenant, que faire de ce qui m'arrive et du temps qu'il me reste ? Est-ce que j'aurai seulement une quelconque influence sur la façon dont les évènements vont se dérouler ? Dois-je me battre ou plutôt me laisser porter par le cours naturel des choses et accepter l'inéluctable puisque ce n'est qu'une question de temps ? Tout est si confus à certains moments. Je ne veux pas mourir mais ai-je assez envie de vivre ? Suffisamment pour être plus forte que le cancer ? Cette manière de penser qui me vient parfois est d'ailleurs, quand j'y réfléchis bien, totalement irrationnelle. Et stupide, car tous ceux qui sont morts du cancer ne se sont pas laissés aller et n'ont certainement pas voulu mourir. C'est une bêtise crasse et d'une grande cruauté de laisser entendre que si l'on veut on peut guérir et que si l'on meurt c'est qu'on ne voulait pas suffisamment vivre. Je sens combien j'ai la vie chevillée au corps, comme chacun d'entre nous et, malgré ma profonde tendance à la mélancolie, l'idée de mourir prématurément est une véritable souffrance. J'ai besoin de croire encore à d'autres possibles et, qui sait, à une forme de rédemption. Ici et maintenant, pas dans un ailleurs éthéré auquel je ne crois pas. Mais cela ne me tiendra pas pour autant à l'abri de la létalité du crabe. On ne gagne pas sur la mort mais l'on peut gagner de la vie, de la qualité et de l'intensité de vie. À la fin, de toute manière, on meurt.

Mon tendre ami, si tu savais combien j'appréhende ce qui m'attend… D'abord la dégradation physique, redoutable et inévitable. L'incorrigible coquette que je suis mesure très bien la vanité de ces craintes mais elles n'en sont pas moins grandes. Et puis, il y a aussi cette façon qu'a la maladie de tout ramener au corps, de faire de nous presque exclusivement de la chair, du sang, des odeurs nauséabondes, des miasmes et des fonctions corporelles plus ou moins en bon état de marche. Je ne veux pas devenir un corps souffrant, n'être plus qu'un corps. Si seulement je pouvais être certaine que ma cérébralité naturelle parviendra à transcender les humeurs de mon corps malade et m'ouvrir sur d'autres horizons.

Et puis je m'en veux tellement d'imposer tout ça à François… Certes, nous sommes mariés « pour le meilleur et pour le pire » mais le pire, personne n'en veut ! Il sera pourtant garde-malade de fait, témoin impuissant de mes maux, embarqué malgré lui dans cette hasardeuse histoire qui remet toute notre vie en question. À sa place, j'aurais probablement envie de tout casser et de hurler à l'injustice. Mais la vie s'en fout de la justice. Elle ne nous doit rien. Et d'ailleurs il est fort possible qu'il soit allé hurler son désespoir et sa colère un soir, en pleine campagne, face à l'immensité du ciel étoilé si cruellement indifférent. Comme si la maladie en soi ne suffisait pas, il faut en plus qu'elle affecte férocement tous les proches. C'est comme une double peine, si injuste et cruelle.

Le Centre Claudius Regaud, où je vais être soignée à Toulouse, est paraît-il une référence en matière de cancérologie. Je suis donc en confiance. Ma priorité est de tenir jusqu'au bout du long marathon qui m'attend : huit chimios, une ablation du sein, puis quatre autres chimios associées à deux mois de rayons… Tout le monde m'a prévenue, ce sera dur. Je sais que tu seras là, indépendamment de la distance qui nous sépare, pour m'encourager et me soutenir, me rappeler combien la vie est savoureuse quand on a la chance d'être aimée par des amis aussi aimants et bienveillants que toi. Je ne sais pas si je serais capable de me battre autant face à cette épreuve sans toi, sans ma famille et tous ceux que j'aime. Cet amour qui nous lie tous les deux depuis si longtemps est un pivot auquel je vais pouvoir me raccrocher pour cultiver mon énergie et mon désir de vivre. Je suis tellement reconnaissante à la vie de t'avoir rencontré. C'est bon de savoir que quoi qu'il arrive, ce trésor d'amitié aura été le nôtre.

Je ne sais comment parler de ce qui m'arrive à Quentin. C'est si déchirant et culpabilisant de faire souffrir les gens que l'on aime. Comment peut-on dire à son fils que l'on est gravement malade, que la vie ne sera plus jamais comme avant et ce faisant bouleverser de fond en comble l'univers d'un être encore si jeune pour y déverser l'ombre inquiétante et prédatrice du destin ? Je repousse constamment l'échéance depuis quinze jours. Je suis lâche. Je n'arrive pas à accepter de lui faire cette peine et de le plonger dans une telle détresse, ça me panique. Pour mes parents, vu que nous allons nous voir dès le printemps, il était préférable de les informer dès maintenant. Cette nouvelle, tu t'en doutes, les a ravagés. Après le décès de ma sœur, le spectre de la mort plane à nouveau sur notre famille avec l'annonce de mon cancer. La vie ne les aura vraiment pas ménagés. Ils sont à l'âge où, normalement, on peut espérer être un peu tranquille et épargné par les grands drames de la vie. Et voilà que je fais irruption avec cette mauvaise nouvelle… Je sais qu'ils voudront être là et me soutenir de toutes leurs forces mais qu'est-ce que cela va leur coûter ? C'est un poids pour moi d'être la cause de tels tourments. Je sais qu'ils sont totalement bouleversés et déjà profondément malheureux… En même temps, je ne me sens pas du tout capable de traverser tout ça seule avec François. Je me dis que le bon côté des choses c'est que cette épreuve nous rapprochera tous plus encore, je l'espère en tout cas. Et là, au milieu d'un paysage si triste, je découvre alors une perspective qui donne un sens supplémentaire à tout ça et à laquelle je m'accroche.

Je suis donc bien décidée à trouver du bon et du positif dans toutes les situations auxquelles me confrontera ma maladie. Par exemple la perte des cheveux. Moi qui n'ai pas mis les pieds chez un coiffeur depuis plus de 35 ans et qui ne les ai pas coupés depuis mon adolescence, ça risque de me faire tout drôle ! Mais c'est plutôt quelque chose qui m'excite car je me vois dans la scène d'un film où Demy Moore, commando de marine, se rase elle-même la tête pour être exactement comme ses collègues masculins. Je crois avoir toujours fantasmé une telle situation tellement à contre-pied de ce que je suis. Et puis, honnêtement, ça faisait un moment que j'en avais assez de cette masse encombrante et si longue de cheveux, qu'en plus je gardais toujours attachée. Malgré l'envie grandissante que j'avais toutes ces dernières années, je n'ai jamais pris la décision d'aller chez le coiffeur pour changer radicalement de tête et les couper. François m'aimait beaucoup ainsi, je me suis probablement soumise trop docilement à son désir. J'avoue aussi ne pas aimer aller chez le coiffeur… Ce sera donc une occasion rêvée de tourner une page et de faire quelque chose qui me faisait envie depuis un bon moment. Il faudra aussi que j'aille me choisir une perruque. Honnêtement, cette étape-là ne m'emballe pas du tout. Je serais plutôt pour le port du foulard ;-) mais, avec l'activité, je dois envisager absolument une seconde alternative, quelque chose qui ne laisse rien voir de ma calvitie. Le bon côté de l'exercice c'est que ce sera l'occasion d'essayer toutes sortes de longueurs et de coiffures ! Voilà des années que je souhaite voir comment m'irait une coupe à la garçonne, sur cheveux bruns, façon Louise Brooks. Je te promets des photos !

Autre point important, celui du travail. Il va falloir que nous trouvions rapidement la meilleure organisation possible pour poursuivre notre activité. Quand je pense à tout ce que ce travail demande en termes d'énergie, de disponibilité et d'efforts physiques, j'ai de quoi m'inquiéter. Je crains que François s'épuise à devoir tout faire tout seul. Heureusement, nous avons eu mes cousines au téléphone, qui d'elles-mêmes se sont proposées pour venir chacune une semaine afin de faire le plus de repassage possible. C'est une tâche indispensable, quotidienne et vraiment fatigante. Connaissant leur dynamisme, je sais que leur séjour nous permettra de voir venir sur plusieurs semaines. Là aussi, en faisant face ensemble dans l'adversité, nos liens en seront renforcés, c'est une chance magnifique. Je suis profondément touchée qu'elles aient offert ainsi leur aide car je sais combien pour elles aussi la vie est difficile, elles seront loin de leur famille, de leur travail et leur voyage occasionnera des frais, bref, c'est vraiment de leur part une proposition d'une extrême générosité. Comment pourrai-je les en remercier ? Je me sens si redevable de toute cette affection et de ce soutien que mes proches me témoignent…

Mon bien cher Laurent, les nouvelles actuellement ne sont pas réjouissantes mais j'espère avoir bientôt des choses plus positives à te dire dès que j'aurai commencé les traitements. De toute façon, je suis convaincue que dans cette maladie, aussi dure soit-elle, il n'y a pas que des choses négatives à vivre, bien au contraire. J'ai tiré ces cartes-là et c'est avec elles qu'il me faudra jouer ma partie, jusqu'au bout, et sans Joker. Finalement, l'important ça n'est pas tant le jeu que l'on a que la façon dont on joue avec. Qui sait, peut-être que je raflerai la mise ? Et si ça n'est pas le cas, j'espère au moins que j'aurai passé un bon moment autour de la table de jeu avec ceux que j'aime et dont tu fais partie. Je te laisse car il est déjà tard et François m'a invitée ce soir au resto. Tu vois, on ne se refuse plus rien !

Je t'envoie mes plus affectueuses pensées et t'embrasse avec toute ma tendresse. Prends soin de toi. Dis à Laura, Tristan et Maïlene que je pense très fort à eux aussi et que je les aime. Vous me manquez tous beaucoup.

À tout bientôt.

Véro

Depuis mon retour de Paris, les relations avec François s'étaient complètement apaisées. L'importance du danger avait balayé en une seconde l'ensemble de tous les reproches, rancœurs et ressentiments qui entravaient nos relations depuis des mois et des mois. Nous étions revenus à l'essentiel de notre histoire, à cette profonde et indéfectible tendresse qui nous unissait, à ce besoin et ce bonheur d'être l'un auprès de l'autre, toujours. C'était certes regrettable qu'il ait fallu une maladie comme le cancer pour nous rappeler combien nous étions liés l'un à l'autre et combien nous nous aimions. Mais, compte tenu de la détérioration de nos relations au moment du diagnostic, si celui-ci n'avait pas eu lieu peut-être n'aurions-nous plus été ensemble à la fin du printemps. La maladie nous avait bel et bien rapprochés. C'était ainsi et c'était bien.

Carnac, mai 2013

Ma petite chérie,

Nous sommes terriblement attristés depuis l'annonce de ta maladie comme tu t'en doutes. Mais je sais que tu es un « bon petit soldat », vaillante et pleine de courage, et que tu vas tout faire pour tenir tête au cancer. Il y a de l'espoir aujourd'hui car la science progresse tous les jours ou presque, de nouveaux traitements sont proposés ou testés et ce qu'il faut c'est gagner du temps pour avoir des chances d'en profiter. Beaucoup de nos amis ayant eu un cancer sont en rémission depuis des années, c'est encourageant à savoir. Tu bénéficieras à Toulouse des meilleurs soins et, comme tu es par ailleurs en bonne santé, tu pourras mieux supporter la fatigue des chimios. Nous pensons à toi tous les jours, en espérant que ces pensées t'aideront et te soutiendront. Tu sais que le moral est une arme essentielle alors surtout ne te laisse pas décourager. Nous avons confiance en toi, tu as bien plus de force que tu ne le crois. Et si certains jours tu sens que c'est trop difficile, pense à nous qui t'aimons et avons besoin de toi. Nous sommes avec toi, à tes côtés dans cette épreuve.

Avec toute notre affection et nos plus tendres baisers.

Maman et Max

Au bout de quelques jours, après y avoir longuement pensé et réfléchi les jours précédents, j'ai décidé d'appeler mon frère. Cela faisait 15 ans que nous étions fâchés et que nous ne nous parlions plus. Malgré cela, la gravité de la situation exigeait selon moi que je lui parle. J'avais besoin de lui. Besoin de me réconcilier avec lui. Ce fut lui qui décrocha et, faisant de mon mieux pour ne pas être submergée par l'émotion, je lui résumais la situation. Sa voix était beaucoup moins dure que dans mon souvenir, il avait de toute évidence beaucoup changé en quinze ans. Je sentis que ce que je lui racontais le touchait profondément et le bouleversait. Nous n'avions jamais été véritablement proches, la vie avait fait de nous des frères et sœurs n'ayant pas eu la chance de grandir ensemble – dix années nous séparaient – et ayant vécu toute leur jeunesse éloignés l'un de l'autre. Pourtant, à cet instant crucial, si important pour moi, il sut être là et trouver les mots justes. Pour la première fois, j'ai perçu la profondeur de sa bienveillance. Il me parla longuement, posant des questions, cherchant à mieux comprendre et à correctement appréhender ce qu'il m'arrivait. Il fit de son mieux pour me rassurer et me permettre de prendre le meilleur recul possible sur la situation. Il me répéta que ça valait de toute façon la peine que je me batte, qu'il penserait à moi et me rappellerait régulièrement pour prendre de mes nouvelles. Il me confia également des choses très personnelles, eut à cœur d'installer un véritable climat de confiance et de proximité entre nous. Lorsque je raccrochai, un profond sentiment de paix et de reconnaissance m'envahit. Cet affrontement stérile avec mon frère s'achevait enfin après de longues années. Qu'importait désormais qui avait tort ou raison. Cela n'avait aujourd'hui plus aucune importance et me semblait totalement dérisoire. Seul comptait que nous puissions être proches, partager l'épreuve et sentir combien nous nous aimions. Ce conflit n'existait plus en moi et dans ma vie et j'en éprouvais un merveilleux soulagement. Cette réconciliation était l'une des premières conséquences positives de la maladie car, sans elle, je n'aurais probablement jamais recontacté mon frère. Le cancer a fait céder les barrières de mon orgueil et de ma peur d'être blessée à nouveau. Il m'a donné le courage du pardon, celui de tendre la main à quelqu'un d'aussi important que peut l'être un grand frère. Tout allait donc bien, finalement, dans le sens de ce à quoi j'aspirais désormais : la pacification des tensions, intérieures et extérieures, le renforcement des liens d'affection. La réconciliation et le pardon ne changeaient rien à mon passé avec mon frère mais ils donnaient un horizon élargi à l'avenir de notre relation et même à celui de notre famille dans son entier.

« Si la vie n'est qu'un passage,
sur ce passage au moins semons des fleurs. »
Montaigne

L'offensive est lancée

Et la longue période des soins commença... Juste avant de débuter la chimiothérapie, je subis une petite intervention chirurgicale sous anesthésie locale afin de m'implanter en dessous de la clavicule une chambre permanente d'injection, appelée souvent PAC ou port-à-cath, sorte de cathéter posé sous la peau et introduit dans la veine cave, dont le but était de soulager mon système veineux superficiel de la toxicité des produits. Certains patients se retrouvaient en effet avec des veines poreuses au bout de quelques injections, ce qui compliquait bien sûr sérieusement la poursuite du protocole.

La première série de 8 chimios débuta le 13 mai 2013. François, qui a toujours été très superstitieux, faillit tomber à la renverse en entendant parler d'autant de 13... Cette série était composée de quatre injections de FEC100 suivies de quatre autres de Taxotère, traitements habituels pour les cancers du sein non métastasiques. Les injections devaient avoir lieu tous les 21 jours. J'avais été informée en détail des différents effets secondaires susceptibles de m'affecter : fatigue intense, aphtes et mucites, mycoses buccales et vaginales, fourmillements dans les mains et les pieds avec perte de sensibilité, risque de phlébite, risque de perte des ongles, sécheresse cutanée, troubles cardiaques et essoufflement, nausées et vomissements, forte aplasie avec modification de la numération de la formule sanguine, alopécie ou chute des cheveux, douleurs osseuses... Mise à part la phlébite, j'eus droit à l'entier de ce charmant programme ! Tout n'arrivait pas en même temps, fort heureusement. En fait, dès la seconde chimio, une certaine routine s'installa qui me permit d'anticiper un peu mieux les maux à venir. La première semaine, j'étais surtout sujette aux nausées et vomissements qu'accompagnaient des palpitations ainsi qu'un essoufflement majeur au moindre effort. La fatigue allait crescendo au fil des jours et dès le début de la deuxième semaine, les problèmes de peau, de douleurs osseuses, d'hémorroïdes, de muqueuses, d'aphtes et de mycoses occupaient le terrain. J'avais souvent le cœur qui s'emballait même lorsque j'étais allongée. Avec le début de la troisième semaine s'ouvrait progressivement une parenthèse de répit, certes brève mais oh combien appréciable, où je n'avais presque plus de douleurs, et durant laquelle je retrouvais une énergie un peu plus normale. Il m'arrivait même de me sentir bien ! À peine avais-je le temps de m'abandonner à cet état délicieux de bien-être que le jour de la chimio suivante arrivait et que tout le cycle recommençait.

Dès le début de la première chimio, je suis allée chez un coiffeur pour me faire couper les cheveux au carré au niveau des épaules. J'ai immédiatement adoré la tête que cela me faisait. Je donnais l'impression d'avoir 10 ans de moins, mes cheveux bougeaient librement, je n'étais plus obligée de les attacher en chignon ou de les tresser comme je le faisais depuis des lustres. Je redécouvrais aussi avec bonheur toute une gestuelle et un port de tête depuis longtemps oubliés. Cette coupe de cheveux me procura en fait immédiatement un intense sentiment de liberté. Vraiment, ce cancer avait plein de bons côtés ! C'est avec cette jolie coupe que je soufflais mes 48 bougies, entourée d'amis et les photos de cette délicieuse soirée témoignent de mon bonheur à vivre ce moment.

Au 17e jour de la première cure, comme prévu, je me suis enfermée dans la salle de bains, rasoir électrique en main, prête à me tondre la tête. J'avais le sourire aux lèvres, habitée par le sentiment que je m'apprêtais à commettre un acte transgressif que je n'aurai certainement pas l'occasion de répéter une seconde fois dans ma vie. J'ai commencé par le côté gauche, puis le droit. C'était très excitant de découvrir au fur et à mesure la nouvelle tête que cela me faisait. Après avoir bien rasé les deux côtés, je me suis retrouvée avec une sorte d'Iroquoise, très années 80 et franchement comique. J'ai attaqué ensuite le milieu du crâne et assez rapidement je me suis retrouvée la tête complètement lisse, comme celle d'un bébé. Ce fut une expérience véritablement incroyable et, loin de me trouver laide ou défigurée, je ne cessais d'observer ce nouveau visage inconnu, plutôt joli, étrange mélange de caractères angéliques et enfantins mais pouvant aussi passer pour celui d'une vraie fashionata. Je découvrais que j'avais un crâne très régulier, d'un blanc à faire pâlir d'envie une geisha ! Mes yeux ressortaient de façon incroyable, me dévorant tout le visage. Il me semblait qu'on ne voyait plus qu'eux tant leur couleur bleue paraissait beaucoup plus intense et soutenue. Vu que je n'avais pas encore le teint grisâtre, les yeux cernés et que j'avais encore mes sourcils et mes cils, je me suis trouvée vraiment belle ainsi. C'était le visage de ma renaissance ! Jamais je n'avais été ainsi, pas même à ma naissance puisque sur les photos de la maternité, on voyait très nettement que j'avais déjà une jolie tignasse. Donc, me voilà avec une tête inédite, plutôt jolie, prête pour un nouveau départ ! J'étais consciente du côté incongru de ma réaction mais j'éprouvais une incroyable jubilation face à cette expérience tout à fait inhabituelle. François me trouva sublime avec ma tête à zéro, il me dit qu'il était ébloui par la beauté de mon âme, si forte, magnifiquement guerrière et déterminée. Je ne me regardais pas de cette manière mais l'entendre me parler ainsi me fit un bien fou. Idéalement, j'aurais aimé pouvoir vivre au quotidien ainsi, le crâne nu, sans foulard ni perruque. Sentir le soleil ou le vent sur ma tête fut une sensation que j'ai vraiment trouvée délicieuse et j'avais en plus une merveilleuse liberté de mouvement. Et sous la main, cette peau était douce, veloutée, une vraie peau de bébé. Mais il était inconcevable pour moi d'accueillir nos clients, venus en vacances pour se détendre et se changer les idées, avec cette tête immédiatement associée à l'idée de maladie et de cancer. Nos clients ne venaient pas chez nous pour se confronter à cet univers, c'était donc à moi de prendre en charge mon alopécie en la dissimulant avec quelque élégance. Ayant toujours eu quantité de foulards et d'écharpes, j'en adoptais très facilement le port en turban, qui plus est particulièrement agréable durant les chaudes journées d'été. Adaptant leurs couleurs à celles de mes tenues, je me trouvais ainsi très féminine. C'était pour moi de véritables accessoires de beauté ! La perruque par contre, bien que fort coûteuse pour qui veut une qualité et un réalisme satisfaisants, fut toujours pour moi une alternative nettement moins confortable. Elle me tenait toujours trop chaud et je n'avais pas une attitude aussi naturelle que lorsque je portais un foulard. Elle me permettait cependant de changer d'allure de temps à autre, ce qui était au final assez agréable et plutôt bénéfique à mon moral.

Je ne passais plus une journée sans éclats de rire. Devant la glace, je me faisais des grimaces, redessinais mes sourcils avec des formes clownesques ou traçais des fleurs sur mon crâne bien lisse. François n'était jamais en panne d'histoires drôles ou loufoques et je posais un regard si différent sur la vie que la moindre situation me révélait désormais avant tout autre ses aspects incongrus, dérisoires, comiques ou grotesques. Je pratiquais l'autodérision et l'ironie avec de plus en plus d'aisance et de plaisir. De volontarisme aussi. Je ne me prenais vraiment plus au sérieux et c'était délicieux ! Une libération !

C'est fin juin que j'ai décidé finalement de prévenir Quentin. Je l'appelai et, avec mille précautions, lui annonçai que j'avais deux cancers et qu'une équipe très efficace se chargeait de me soigner. Immédiatement, j'entendis sa voix se briser et les larmes l'envahir. Il voulut savoir ce que j'avais, et pourquoi j'avais cette maladie, si j'avais mal et comment j'étais soignée et est-ce que j'allais perdre mes cheveux... À toutes ses questions, je trouvai une réponse à la fois la plus sincère et la plus rassurante possible pour lui. Il se raccrocha avec la force du désespoir à tous les arguments positifs et prometteurs que je lui soumettais, je sentis l'étau de l'angoisse se desserrer lentement et sa voix redevenir progressivement normale. Nous discutâmes de sa prochaine venue en juillet et, après avoir pris longuement de ses nouvelles en détail, nous nous quittâmes avec des mots tendres et plein d'affection. Ce coup de téléphone avait été très éprouvant mais j'étais satisfaite de ne pas avoir fondu en larmes et d'être parvenue à protéger mon fils le plus possible du choc effroyablement brutal de l'annonce.

Brassac, mai 2013

Bien chère Claudia,

Voilà plusieurs semaines déjà que je voulais t'écrire sans que je parvienne à trouver la force pour le faire. En plus, j'ai l'impression de ne pas avoir eu de temps pour moi car je n'ai cessé de courir d'un rendez-vous à l'autre, multipliant les examens, consultations préopératoires, prises de sang, etc. Le reste du temps, je me suis surtout retrouvée dans un état de sidération qui me laisse inerte, incapable de mener à bien les activités quotidiennes ordinaires, y compris celles que j'affectionne le plus comme la correspondance. Comme je te l'ai dit je crois au téléphone, le diagnostic est désormais bien établi : il s'agit de deux cancers primitifs différents, l'un au sein gauche et l'autre dans le poumon, au niveau du médiastin. Ce terme dont j'ignorais tout il y a encore deux semaines, désigne la sorte de gaine technique qui passe entre les deux poumons et qui comprend la trachée, l'œsophage, l'aorte, etc. C'est pourquoi on ne peut opérer cette tumeur, son emplacement rend inutile tout acte chirurgical car il n'est pas possible de réséquer largement autour de la tumeur sans risquer d'endommager les organes voisins. Et pour les bronches, ne pas pouvoir opérer, c'est mauvais. Très mauvais. L'équipe de médecins a donc décidé d'attaquer par chimiothérapie la tumeur du sein, déjà volumineuse et pour eux prioritaire, afin de la réduire au maximum avant la mastectomie prévue à l'automne, à l'issue des 8 premières cures. Ils espèrent que ce traitement stoppera dans le même temps la progression de la tumeur bronchique. Après l'ablation du sein, j'aurai droit à quelques semaines pour me remettre, trois au maximum, et on passera alors au traitement de la tumeur du poumon en associant 4 cures de chimio avec deux mois de rayons par tomoscopie, lesquels seront également concentrés sur le sein afin d'éliminer d'éventuelles cellules malignes résiduelles. Si je tiens la distance, tout ça me conduira au mois de mars 2014. C'est donc une sacrée course de fond qui m'attend ! Quand je regarde ce vertigineux programme sur le papier, je me sens tout à fait capable d'aller au bout. Mais, je t'avoue que certains soirs, au moment de m'endormir, la confusion s'empare de moi et je ne sais plus du tout où j'en suis. Je panique et fonds en larmes, redoutant les mutilations à venir, les douleurs, la perte de mon identité féminine… Pourtant, une partie de moi est très impatiente qu'on lui enlève le siège de cette foutue tumeur. Très irrationnellement, j'aimerais même que l'on m'enlève les deux seins ! Mais ce n'est pas parce que j'envisage positivement l'ablation d'un de mes seins que cette idée ne me bouscule pas en profondeur. J'ai toujours été tellement soucieuse de mon apparence… C'est dur de ne pas vaciller, de ne pas être ébranlée sur le plan émotionnel et psychologique. Toute ma vie est complètement chamboulée et l'avenir est principalement devenu une source d'angoisse. Comment fait-on pour vivre comme ça sur la durée ? Certains jours je ne suis qu'énergie positive et combative, d'autres jours je n'éprouve que de la colère, d'autres encore c'est l'effondrement et l'atonie qui dominent. Je change constamment d'état d'esprit, de façon totalement imprévisible. J'aspire pourtant à du calme, de la sérénité et une forme de distanciation qui me permettrait de construire une meilleure stabilité émotionnelle. Pour y parvenir, je m'applique quotidiennement à mettre en place des habitudes visant à me recentrer. Ainsi, je m'allonge, reste au calme une dizaine de minutes, concentrée sur ma respiration, cela m'aide beaucoup même si l'apaisement ne dure jamais longtemps. Je lis d'ailleurs actuellement « Méditer jour après jour » de Christophe André, cadeau d'une amie, et cette découverte de ce qu'est la pleine conscience me fait beaucoup de bien.

Ce matin, j'ai reçu ma première chimio. Je n'avais pas d'appréhension particulière hormis celle d'avoir mal au moment de l'injection mais il n'en fut rien. Tout se passe de manière très organisée, un service entier est dédié à ces soins ambulatoires, plusieurs salles sont à la disposition des patients, toutes équipées de fauteuils confortables et ergonomiques. Une infirmière s'est chargée personnellement de moi et m'a suivie durant tout le temps de l'injection qui est relativement long, plus de trois heures en ce qui me concerne. D'autres malades ont des traitements plus rapides, il y a de tout. Durant ces trois heures, il y a plusieurs étapes, dont l'une au nom assez amusant, le rinçage ! Nous sommes 4 à 5 patients par salle, tous branchés à nos poches de produits, certains sont accompagnés de leur conjoint ou d'un parent et discutent, d'autres somnolent, pour ma part je bouquine le roman que j'ai en cours et me jette aussi sur la presse que je n'ai jamais l'occasion de lire en dehors de la salle d'attente du dentiste ou du médecin, magazines féminins et people dont la futilité me vide la tête et me détend. Tout le personnel est adorable, attentionné et souriant, très disponible malgré l'affluence impressionnante qui se maintient tout au long de la journée. Il faut vraiment mettre les pieds dans un service spécialisé comme celui-ci pour prendre la mesure du nombre de malades ! J'ai calculé que par jour c'est ici plus de 80 patients qui reçoivent une chimio, et ce 5 jours par semaine. Sans compter tous les autres soins, radiothérapie, chirurgie, consultations, etc. C'est vraiment très impressionnant. Je vois toutes sortes de personnes et toutes sortes de cancers, des patients manifestement très atteints, très diminués physiquement mais gardant cependant une certaine joie de vivre, d'autres qui ont le regard vide, il y a ceux qui sortent sur le trottoir pour fumer avec leur cathéter branché sur la perfusion, ceux dont le regard trahit le plus total renoncement, ceux qui n'ont pas l'air du tout de comprendre ce qui leur arrive et qui ont des torrents de larmes dans les yeux, ceux qui ont perdu leurs cheveux, ceux qui les ont encore, ceux qui sont très vieux, ceux qui sont trop jeunes… Tous, nous avons peur, tous nous sommes fragilisés et tous nous espérons, tous nous vivons sous le joug de la maladie et la hantise de la mort. Pour ma part, j'essaie d'apprécier ce que m'apporte chaque jour et je m'applique à ce qu'à la fin de chaque journée j'aie le sentiment d'avoir augmenté mon désir et mon bonheur de vivre.

L'Institut est à taille humaine et situé en ville, à la différence du futur Oncopole qui devrait sortir de terre d'ici un an et qui regroupera le CHU et l'Institut Claudius Regaud (ICR) sur le site de l'ancienne usine AZF, friche industrielle au sud-ouest de Toulouse. Mes parents, qui se préoccupent beaucoup du classement des hôpitaux, m'ont appris que l'ICR était classé 3e après Villejuif et Curie. Je suis donc entre de très bonnes mains ! Tout le monde n'a pas cette chance…

Tous, amis et parents, vous êtes tous les jours dans mes pensées. Depuis l'annonce de ma maladie, chacun de vous a répondu présent et il ne se passe pas une journée sans que je reçoive une lettre, un texto, un mail, un appel pour me demander de mes nouvelles, me soutenir, me remonter le moral, me dire que je suis aimée et que l'on compte sur moi pour guérir. Sans cette chaîne d'affection, je crois que je ne serai pas capable de lutter aussi résolument, vous me donnez tous une force que vous n'imaginez probablement pas. C'est pourquoi je tiens à t'écrire à quel point je te suis reconnaissante pour toutes tes attentions fidèles et constantes, tes lettres, tes appels téléphoniques, toutes ces pensées que tu me réserves et qui font de notre amitié quelque chose de si précieux et d'unique. Depuis 25 ans, nous avons traversé toutes les deux bien des étapes et épreuves de la vie : mariages, naissance, divorces, maladies, chômage, deuils, difficultés financières, déménagements, nouvelles rencontres, conflits familiaux… Ce que je traverse actuellement n'est finalement qu'une de ces étapes parmi d'autres et j'espère bien que ce ne sera pas la dernière !

J'espère que je ne t'aurai pas trop importunée avec le descriptif de mes petites et grandes misères ! Cette foutue maladie occupe toute la place désormais et je me rends bien compte que je ne parle plus que de ça… Ça me paraît absolument essentiel de vite réinjecter du rêve dans le quotidien, d'espérer, de projeter, d'admirer, d'oublier les craintes pour être dans la jubilation le plus souvent possible. Je compte sur mes aller-retour à Toulouse pour faire des choses un peu différentes de l'ordinaire et ainsi pouvoir les partager avec toi. Cette ville a un tel charme, je me réjouis de pouvoir partir un peu à sa découverte !

J'ai hâte d'avoir de tes nouvelles et de pouvoir te lire bientôt. Embrasse bien fort Michel de ma part, porte-toi bien et sois bienveillante avec la femme formidable que tu es et que j'aime tant. Je t'embrasse très affectueusement.

Véronique

« Mais à quoi bon vivre si ce n'est pas pour enchanter le monde ? »
Michel Serres

Grands et petits maux

Toutes les trois semaines, j'allais donc à Toulouse pour recevoir le traitement de chimiothérapie. Cette routine eut très vite quelque chose de rassurant dans sa répétition. J'avais mes points de repère, tout était bien balisé, un VSL venait me chercher à la maison et me conduisait en une heure trente au centre de Toulouse. J'allais parfois déjeuner au self de l'hôpital où médecins, personnel de l'Institut et malades se côtoyaient devant les mêmes carottes râpées et autres salades de saison. Je fis rapidement connaissance avec les malades qui revenaient aux mêmes dates que moi et les conversations étaient le plus souvent agréables. Chacun s'employait à encourager l'autre du mieux qu'il pouvait. Certains voulaient tourner la page au plus vite, effacer cet épisode de leur vie, l'oublier. Sans être toutefois tout à fait dupes, car le cancer est une maladie qui ne se laisse jamais oublier. Sournoise, elle plane menaçante des années durant sur ceux qui en ont subi les premiers assauts. L'effet de miroir entre patients était parfois difficile à vivre, lorsque l'on constatait que l'un d'entre nous accusait durement le coup des traitements ou perdait sévèrement du terrain face à la maladie. Certains ne revenaient pas et leur souvenir flottait pesamment durant plusieurs semaines dans le service. On se voyait chacun dans le regard des autres mais aussi dans leur absence. Chaque amélioration constatable chez l'un d'entre nous amenait le groupe entier à relever la tête. Chaque aggravation ou disparition nous faisait rentrer la tête dans les épaules et soulignait durement notre vulnérabilité. Certains malades parlaient de leur cancer en lui donnant un nom, sans doute pour le rendre plus réel et pour mieux le combattre. Ça n'a jamais voulu rien dire pour moi, je n'avais pas de nom à lui donner. Cancer, ça me suffisait, aucun autre nom, prénom ou qualificatif ne me semblait plus à même de désigner mon adversaire. Mais je reconnais que certains noms ne manquaient pas de piquant : « Jack » (pour l'éventreur ?), « Cadaveris » (incantation destinée à foudroyer la tumeur à la façon d'Harry Potter, j'imagine), « Adolph » (le mal absolu ?), « Nick » (parce que « nique le cancer » !), « Blurp » (la femme qui avait donné ce nom à son cancer du côlon disait qu'à chaque fois qu'elle vomissait, elle se disait qu'elle crachait un peu de sa tumeur dans un blurp salvateur !). L'imagination des malades est illimitée et si touchante dans ce qu'elle dit de notre humanité.

À l'issue du traitement, j'allais parfois faire quelques achats de produits de soin et de crèmes pour la peau dans une grande pharmacie située à deux pas. La peau, c'est ce qui accuse le coup en premier, ce qui se voit le plus. Elle s'assèche, s'affine, tire, gratte, devient grise ou verdâtre, se plisse comme une vieille pomme. L'utilisation de crèmes performantes est donc absolument requise. Quel choix je trouvais à Toulouse par rapport à notre petite pharmacie de village ! Le côté shopping, bien que médical, me changeait un peu les idées. Puis je rentrai tranquillement en VSL chez moi, attendue et accueillie avec une infinie tendresse par François qui lui, par contre, durant toute mon absence, avait dû faire face à des vagues répétées d'angoisse.

J'appris bien vite à quel point le temps de la maladie n'était plus celui de la vie normale. En quelques semaines, tout fut centré sur les soins, les rendez-vous, puis les phases de la chimio, les jours avec et les jours sans, la prise en charge des effets secondaires, les passages réguliers à la pharmacie, les prises de sang… L'univers de la maladie occupa rapidement tous les espaces de ma vie mais aussi de celle de François. C'était comme un mur qui obstruait toute perspective et empêchait la plus élémentaire vision d'avenir. Il n'y avait plus que ça et il fallait faire des efforts constants, et souvent démesurés, pour parvenir, ne serait-ce que fugacement, à l'oublier. Se maintenir dans le flux ordinaire de la vie, s'intéresser aux petites choses du quotidien qui remplissent la vie des gens en bonne santé, ne pas mettre de la gravité dans tout mais au contraire cultiver une certaine forme d'insouciance et beaucoup de légèreté, tout ceci demandait une attention et une conscience de tous les instants. Mais cela apportait tant aussi ! J'ai ainsi progressivement éprouvé et fait l'expérience concrète que la vie est bien assez profonde, étrange et infinie pour n'avoir d'autre but qu'elle-même. Dans l'espace soudain diminué de mon existence, j'ai commencé à découvrir des dimensions plus grandes que toutes celles que j'avais connues jusque là. La maladie avait profondément modifié ma manière d'être, de penser et de voir la vie, de manière extrêmement rapide. C'était comme des cours accélérés. Pas une journée ne se passait sans que j'apprenne une leçon inédite sur la vie, sur moi-même ou sur les autres.

Petit à petit, nous nous organisâmes. Ma maman s'était proposée de venir une semaine tous les mois durant notre période d'ouverture afin de repasser le plus de linge possible. C'est là en effet un des rares domaines où franchement François n'assurait pas du tout : le linge avait presque l'air plus froissé une fois passé entre ses mains qu'avant ! Maman est par contre une championne toutes catégories de repassage, je l'ai toujours vu repasser, de longues heures durant, calme et sereine, accumulant de belles piles de linge rassurantes qui sentaient bon le frais. Elle vint donc régulièrement à partir du mois de juillet et jusqu'en octobre, à la suite de mes cousines, Laurence et Sandrine, qui inaugurèrent cette organisation dès le mois de juin avec leur générosité enjouée et chaleureuse, nous permettant ainsi d'assurer au mieux notre saison sans avoir à dilapider nos maigres bénéfices dans la rétribution d'une repasseuse. La solidarité familiale s'exprimait à fond, me libérant de l'angoisse de ne plus être à la hauteur des tâches nécessaires à notre activité.

Saint-Meen, juin 2013

Chère Véronique,

J'espère que tu supportes bien la chimiothérapie et que tu ne souffres pas trop. Si tu traverses des moments trop pénibles, pense que je suis là, auprès de toi, que je te tiens la main pour te soutenir et que viendront bientôt des temps meilleurs et moins éprouvants. Je viendrai te voir la semaine prochaine et je me réjouis de te serrer bientôt dans mes bras.

Je t'embrasse très fort ainsi que François.

Sandrine

Évidemment, malgré tous mes efforts de volonté, je n'étais plus bonne à grand-chose. Partout, lors des rendez-vous médicaux, dans les brochures spécialisées ou n'importe quelle publication sur le cancer, il est question des effets secondaires. Mais, il faudrait plutôt parler d'effets indésirables ! Parce que c'est bien de ça dont il s'agit. Le matin, les nausées m'empêchaient fréquemment de faire quoi que ce soit et une fatigue lourde comme une enclume me clouait au lit. François assura donc très souvent seul les petits-déjeuners et le ménage des chambres. Selon les jours, je pouvais préparer du pain ou un gâteau la veille mais impossible de compter sur moi de manière fiable et régulière, surtout durant la première semaine de la chimio. À partir de midi, les malaises s'espaçaient un peu et je retrouvais assez de forces pour me lever et participer aux tâches principales de notre maison d'hôtes. Je répondais au téléphone, prenais les réservations et préparais les factures, faisais des meringues ou une brioche, lançait une lessive, balayais la terrasse ou descendais un peu au jardin pour essayer d'entretenir les rosiers et le potager. Très rapidement malheureusement, ce plaisir qu'a toujours été pour moi le jardinage devint impossible car les positions me donnaient des haut-le-cœur, j'étais essoufflée en quelques minutes même en restreignant mes efforts et je ne pouvais plus du tout m'exposer au soleil. Bref, je dus renoncer au jardin et ce fut là un véritable crève-cœur. J'ai regardé avec une infinie tristesse tous les efforts que j'avais prodigués au cours des deux années précédentes se dissoudre inexorablement sous la vigueur des mauvaises herbes et des ravageurs qui, en quelques mois, firent du potager et de la roseraie un vrai spectacle de désolation. Pour ne pas m'y confronter quotidiennement, je pris la décision de ne plus descendre au jardin. Mais c'était aussi du coup me priver des bienfaits du grand air et des charmes de la rivière ou d'une sieste sous le grand platane. Alors, quand finalement je choisissais d'aller passer un moment de détente au jardin, je m'appliquais à ne rien regarder de tout ce qui pouvait m'attrister. Ma vision devint très sélective et ne s'attardait plus que sur les éléments susceptibles de m'apporter du plaisir et de la satisfaction. C'était sur toutes ces petites choses que j'étais vigilante afin de ne pas laisser s'infiltrer les idées sombres et déprimantes. Je protégeais du mieux possible le capital que constituait désormais mon moral et posais un regard résolument positif sur le plus de choses possible.

Brassac, juillet 2013

Très chère Marie-Claude,

Lorsque j'ai lu dans ta dernière lettre que tu comptais venir nous rendre visite cet été en juillet, mais quelle joie ce fut ! Déjà une année d'écoulée depuis ta dernière venue et même si nos lettres nous permettent de garder bien vivante notre amitié, rien ne saurait remplacer évidemment le fait de se voir, de pouvoir te serrer dans mes bras et de partager avec toi un bon thé sur la terrasse en écoutant le chant du vent dans les arbres. J'espère que le soleil sera au rendez-vous afin que tu puisses bénéficier des plus agréables conditions pour tes vacances. Ton rosier est devenu magnifique tu sais, il ne cesse de monter à l'assaut de plus en plus haut de la façade sud où il se plaît tant. Ses roses pourpres et veloutées exhalent un merveilleux parfum qui, le soir, se diffuse dans la chambre blanche que tu aimes tant et qui t'est désormais réservée. Nous avons récemment installé deux bancs de jardin très confortables et je suis certaine que tu auras plaisir à t'y installer pour lire et profiter du calme des bords de la rivière. Je t'y vois déjà ! Ils t'attendent…

J'ai commencé les traitements en mai, comme je te le disais, je crois, dans ma précédente lettre. Pour le moment, je tiens le coup mais je sais bien que je n'en suis qu'au tout début. Ma principale préoccupation est de pouvoir continuer le plus longtemps possible à faire ma part de travail ici car pour quelqu'un de seul, c'est tout simplement impossible. Mais je ne sais pas du tout dans quel état je serai d'ici quelques semaines après plusieurs cycles de chimio… L'irruption du cancer a fait jaillir de toutes parts d'innombrables incertitudes avec lesquelles nous devons désormais jongler quotidiennement. En attendant, les réservations arrivent petit à petit, malheureusement principalement via Booking.com qui nous prend une commission de près de 20 %. Mais sans eux, je ne sais pas du tout comment nous pourrions tourner, ils ont une visibilité sur Internet que nous n'arrivons pas à avoir avec nos modestes moyens de communication. Nous voilà donc captifs !

Mon moral est plutôt bon dans l'ensemble bien que, régulièrement, sans signe annonciateur que je parvienne à déceler, des vagues d'angoisse et de découragement s'abattent sur moi, me laissant pantelante et incapable de la moindre pensée cohérente durant de longues heures. Je finis toujours par remonter à la surface, c'est un mouvement oscillant permanent avec lequel je vais devoir composer désormais. Je dois te prévenir, afin que ça ne soit pas un choc pour toi, que j'ai perdu mes cheveux. Je porte le plus souvent des foulards et j'ai de la chance car il paraît que ça me va plutôt bien. Le plus étrange est finalement de ne plus avoir de cils et de sourcils.

La semaine dernière, à l'hôpital, j'ai fait pour la première fois une séance de sophrologie. Ce fut très agréable, intéressant et ça m'a permis d'imaginer comment mieux prendre en charge les épisodes dépressifs que je vais immanquablement rencontrer au cours des mois à venir. Une des premières difficultés que j'identifie sera pour moi de mettre ça en place de façon régulière, sans toujours faire passer autre chose avant. Inscrire dans le cours de chaque journée un moment de calme et de relaxation, de visualisation positive et de méditation me demandera de revoir mes priorités et de savoir renoncer à d'autres tâches. Je dois me mettre au centre de ma vie désormais, en tant que principale priorité, il n'y a plus de temps à perdre !

Malgré tous les chamboulements que la maladie a brusquement introduits dans notre vie, François et moi essayons de ne pas nous perdre, de cultiver la complicité qui nous lie et dont nous avons tant besoin l'un et l'autre. Selon les jours et mon état, je n'ai pas toujours la disponibilité requise mais un regard ou un simple geste tendre parviennent alors à remplacer les mots que je n'ai pas la force de prononcer et nous mesurons combien l'amour fusionnel que nous partageons est une source inépuisable de force dans l'épreuve que nous vivons. Si je devais affronter seule le cancer, je ne pense pas que j'en serais capable, tout simplement. C'est pour moi une chance exceptionnelle que d'avoir à mes côtés un compagnon aussi remarquable.

Mes amis sont également un soutien indispensable. Je guette toujours avec une grande impatience tes lettres et les lis avec beaucoup de bonheur. C'est tellement agréable de pouvoir suivre ainsi à distance le cours de ta vie, tes dernières initiatives professionnelles mais aussi tes vacances, tes lectures… À ce propos, j'ai lu dernièrement Fugitives *d'Alice Munro mais aussi des ouvrages de Marie de Hennezel, qui me touche beaucoup, et d'Elisabeth Kübler-Ross, que tu dois certainement connaître. Il y a là une dense matière à réflexion pour qui s'interroge, comme je le fais beaucoup en ce moment, sur la fin de vie. La nouveauté c'est que ces derniers temps, depuis environ une dizaine de jours, j'ai malheureusement de la peine à me concentrer pour lire et très souvent la fatigue me fait tomber le bouquin des mains. Je ne suis plus cette grande lectrice qui pouvait dévorer plus de soixante livres par an ! Comme je suis différente… ça me fait presque peur car tous ces changements s'opèrent extrêmement vite, ça n'est pas du tout naturel ou normal. C'est comme si j'avais vieilli de 30 ans en quelques semaines. La maladie grave est une véritable machine à voyager dans le temps ! Mais je crains que l'on ne puisse pas revenir en arrière… Je sens en effet que je ne pourrai plus jamais vivre comme avant.*

J'espère que tu trouveras des billets d'avion à bon prix et que tu feras un agréable voyage, sans grève ou autres péripéties si typiquement françaises comme tu en as connu l'an dernier ! Tiens-moi au courant dès que tu auras tes dates fermes et définitives afin que je retire ta chambre des plannings de réservations.

Bon courage pour tout, notamment les journées très soutenues que tu dois assurer à la bibliothèque. Bientôt, tu seras au calme dans l'atmosphère apaisante du Moulin que tu apprécies tant !

Je t'embrasse très fort et pense à toi avec toute mon affection.

À tout bientôt,

Véronique

Les soirs où nous faisions table d'hôtes, François et moi assumions chacun des tâches bien réparties : François faisait les courses, cuisinait les entrées et le plat principal tandis que je préparais le dessert, dressais les tables, allumais toutes les bougies sur la terrasse, choisissais les vins et assurais le service. Et à chaque fois, j'avais véritablement l'impression de réaliser un numéro de fildefériste, comme si j'étais suspendue au-dessus du vide. À tout moment, je craignais de chuter ou de perdre connaissance. J'avais des vertiges, parfois tout se mettait à tourner, il fallait que je m'asseye immédiatement ce qui n'était pas toujours simple à concilier avec les impératifs du service. La fatigue me submergeait soudainement puis refluait comme une vague, me permettant de continuer jusqu'à son retour. Nous nous sommes mis à consommer régulièrement du Red Bull et autres Monster, lesquels s'avérèrent extrêmement efficaces contre les gros coups de pompe ! Je ne sais pas du tout comment j'ai pu servir d'aussi nombreux dîners, faire la conversation avec nos hôtes, débarrasser et tout ranger avec François pour aller finalement m'écrouler dans notre lit à plus de 23 heures, mais je l'ai fait. À chaque fois, c'était une magnifique victoire sur la maladie. J'étais autant euphorique qu'épuisée. Nous avons eu de la chance, j'ai tenu ainsi jusqu'à la fin de la saison, sans aucun incident grave.

Il m'est arrivé quelquefois d'être embarrassée par les regards quelque peu insistants de certains clients qui s'interrogeaient manifestement en silence sur l'usage que je faisais du foulard, devinant probablement mon alopécie et la maladie qui en était la cause. Mais aucun d'eux ne me fit jamais la moindre remarque et je leur en suis infiniment reconnaissante.

J'avais fermement décidé de tout considérer de manière constructive et positive mais parfois néanmoins, je devais franchement me creuser la tête pour y parvenir. Toutefois, avec un peu de temps, du bon sens et pas mal d'humour, j'ai toujours trouvé, au bout du compte, matière à positiver même dans les pires moments. C'était devenu une sorte de pratique et même d'habitude quotidienne. Un jeu.

Les nausées ? Voilà qui enfin me permettait de me jeter sur toutes les douceurs caloriques dont j'avais toujours raffolé, mais cette fois-ci je n'avais plus rien à craindre pour ma ligne : je les régurgitais aussi vite que je les avais avalées !

La perte des cheveux ? Génial, j'économisais du temps lorsque je me lavais la tête et je ne dépensais plus un sou en démêlant ! Et quel bonheur de sentir l'eau ruisseler directement sur le crâne ! Un véritable soin de balnéothérapie !

Plus besoin non plus d'aller chez l'esthéticienne pour les pénibles séances d'épilation. J'étais merveilleusement glabre de la tête aux pieds !

Les ongles qui se ramollissent complètement et risquent de tomber ? Et bien c'était l'occasion de m'offrir quotidiennement une petite manucure maison ! J'appliquais un vernis traitant à base de silicium avec filtre UV qui me permit de conserver tous mes ongles. C'était là un moment pour moi, qui me faisait du bien au même titre que faire un masque hydratant ou nourrir ma peau avec une crème ultra nourrissante.

Ayant toujours eu la peau grasse, j'étais enfin débarrassée de cette disgracieuse brillance sur la zone médiane du visage dont aucune crème traitante et matifiante n'était jamais venue à bout. Là, asséchée par les médicaments, mes pores s'étaient resserrés et je n'avais plus le moindre point noir ni bouton.

J'avais enfin la peau dont j'avais toujours rêvé et je le devais à la chimio !

Bon, j'avoue que j'eus beaucoup plus de mal à valoriser les mycoses, aphtes et autres mucites ! Mais, j'y parvins néanmoins en constatant un jour, tout à fait par hasard, que la glace – crème glacée ou sorbet – soulageait ces maux de bouche. N'ayant plus le goût de la plupart des aliments, continuer à apprécier la glace était assez inespéré pour l'incorrigible gourmande que j'ai toujours été. Et voilà qu'en plus ce régime apaisait mes affections buccales ! Je ne pouvais rêver mieux !

Rien à faire par contre avec les douleurs dans les os. Je me consolais un peu en me disant que ça ressemblait tellement à des douleurs de croissance que, peut-être, j'allais finir par gagner quelques centimètres. Mais il n'en fut rien ! On ne peut pas gagner sur tous les tableaux…

En accompagnement des chimios, je prenais 40 milligrammes de cortisone par jour. Dans un premier temps, je constatais principalement que ça me donnait une énergie d'enfer et j'en étais ravie. Mais, progressivement, les autres effets secondaires de ce médicament se manifestèrent : fringales, rétention d'eau, œdèmes… Je pris beaucoup de poids mais de façon tout à fait inhabituelle. Les kilos s'installaient sur le ventre, dans le haut des bras, au niveau du visage et à la base du cou dans le dos. Les médecins parlent communément de bosse de bison pour cette dernière localisation. C'est aussi laid et disgracieux que ce nom le laisse imaginer ! À la fin des huit premières chimios, j'étais méconnaissable ! Mon visage était devenu lunaire, comme soufflé par un œdème permanent, ma taille n'était plus marquée, ma silhouette était devenue celle d'une femme épaisse et masculine. Je ne me reconnaissais plus et c'était terriblement difficile à supporter. Heureusement, tous ces symptômes étaient réversibles. Dès l'arrêt du traitement, les choses redeviendraient comme avant, on me l'avait certifié. Il me fallait juste être patiente... Il m'avait fallu cette transformation physique pour que je réalise vraiment combien j'avais été une belle femme, autrefois. Il n'est jamais trop tard pour que les écailles tombent de nos yeux et que nous sachions qui nous sommes vraiment ! Je me suis mise dès lors à fuir les miroirs, à redouter mon propre reflet, tant me voir dans cet état me déprimait. Je dus changer la plupart de mes vêtements et ne trouvais rien qui me plaisait dans les grandes tailles que je devais désormais porter. Mon inconfort physique et psychologique était permanent. Assurer l'accueil de nos clients en étant complexée et mal dans mon corps comme je l'étais fut un vrai défi quotidien. Bien sûr, je jugeais moi-même très futiles ces considérations esthétiques au regard de tous les autres problèmes que je devais affronter, mais il n'empêche que ce fut l'une des épreuves que j'eus le plus de mal à surmonter. Elle m'a appris à quel point j'étais esclave des apparences, aveuglée par elles et quasiment incapable d'en faire abstraction. J'ai appris alors petit à petit à me montrer et à être regardée autrement, au-delà de cet écran (de cette armure ?) que peut être l'apparence physique, laissant les autres accéder au cœur de ce que je suis, sans crainte d'être blessée, rejetée ou sous emprise.

L'épreuve du casque froid ne fut pas vraiment non plus une promenade de santé. J'en fis l'expérience lors des quatre dernières chimios destinées à traiter spécifiquement la tumeur du poumon. Comme l'une des substances que l'on m'injectait, le Cisplatine, attaque le système nerveux, les infirmières m'équipaient de poignères et de chevillières réfrigérées afin de limiter la diffusion de ce produit dans les terminaisons nerveuses des pieds et des mains. Elles les sortaient juste quelques minutes avant de commencer l'injection, encore toutes fumantes de froid. Sur les poignets et chevilles, c'était très supportable. Par contre, pour éviter que les bulbes des cheveux soient irrémédiablement détruits, on m'appliquait également un casque réfrigéré sur le crâne. Et là, durant environ dix minutes, c'était affreusement désagréable ! Le froid brûlait ma peau, me donnait l'impression que l'on comprimait mes globes oculaires, envahissait tout mon crâne et frigorifiait littéralement mon cerveau. Progressivement, tout le corps se refroidissait bien sûr et bien que les salles fussent plutôt surchauffées, immanquablement, je me retrouvais à claquer des dents malgré la couverture que l'on m'avait apportée. Heureusement, les sensations les plus désagréables ne duraient qu'une dizaine de minutes mais dès que le casque n'était plus assez froid, les infirmières le remplaçaient, et ainsi autant de fois que nécessaire jusqu'à la fin de l'injection. Lorsqu'un état de grande somnolence s'installait, c'était le signe que j'étais bien frigorifiée de partout, quasi en hibernation ! J'étais mûre pour une bonne sieste !

Enfin, l'un des derniers effets secondaires dont j'ai fait l'expérience furent les pertes de mémoire et de concentration. Ayant fait de longues études, j'avais toujours pu compter sur mes facultés cognitives ainsi que sur ma mémoire, elles ne m'avaient jamais fait défaut jusqu'ici. Étant quelqu'un de cérébral, j'ai besoin de trouver le mot juste pour décrire ma réalité et mes émotions, c'est absolument essentiel pour moi. Aussi, lorsque j'ai constaté que mes pensées devenaient floues et incertaines, que je devais réfléchir longuement avant de retrouver une référence que je croyais connaître par cœur, que je cherchais sans cesse mes mots y compris les plus simples, j'ai totalement paniqué. Mais qu'allait-il donc rester de moi à l'issue de tous ces traitements ? Je me suis vue reculant, de chimio en chimio, sur l'échelle de l'évolution pour terminer, au mieux, avec le Q.I. d'une huître… Je m'étais stupidement persuadée que les produits que l'on m'injectait détruisaient autant mes neurones que les cellules cancéreuses. Et même lorsque, posant la question au médecin, celle-ci me rassura en m'expliquant qu'il s'agissait seulement des effets de la fatigue et qu'aucun de mes neurones ne serait détruit par les traitements, je suis restée dubitative durant encore de longues semaines. C'est une fois encore en acceptant la situation et en cessant de la redouter que je parvins à en tirer profit de manière satisfaisante, ludique même. Durant les quelques secondes de béance mentale pendant lesquelles le mot attendu ne venait pas, d'autres surgissaient, n'ayant a priori aucun lien avec le sujet de la conversation bien sûr. Je m'amusais alors à suivre les chemins surprenants qu'empruntait désormais ma pensée au fil de ces collages et associations mentales parfois très drôles. Ces petites créations surréalistes ou dadaïstes devinrent ma consolation pour tous les moments où ma pensée défaillante ouvrait un gouffre sous mes pieds, me laissant totalement démunie.

Heureusement, j'avais bien d'autres raisons nettement plus sérieuses de me réjouir. Je réagissais en effet extrêmement bien au traitement et, dès la seconde chimio, la tumeur du sein avait déjà régressé de plus de la moitié. L'oncologue était aussi impressionnée que ravie, elle avait les yeux qui brillaient et la joie sincère qu'elle exprima me toucha beaucoup, me donnant encore plus de courage pour la suite des traitements. C'était bon de la sentir aussi investie et partie prenante dans ma guérison. J'étais totalement euphorique ! Évidemment, tous les effets secondaires devinrent d'autant plus faciles à supporter et mon moral atteignit alors des sommets. S'il m'arrivait malgré tout d'avoir un coup de blues, occasionné principalement par la fatigue, il me suffisait de passer ma main sur mon sein pour reprendre espoir et gagner à nouveau de l'énergie. Je ne savais pas vraiment d'où venait cette force qui ne cédait rien et me restituait à la vie chaque jour un peu plus intensément. Mais que c'était bon !

« Un tout est plus que la somme de ses parties. »
Christian Godin

On coupe !

À l'issue du cycle de huit chimios, j'effectuai un scanner qui confirma précisément la régression de la tumeur du sein : il restait une toute petite masse d'à peine un centimètre. La tumeur du poumon quant à elle n'avait pas bougé. Globalement, il y avait de quoi se réjouir de ces résultats même s'ils ne constituaient qu'une réponse partielle au traitement. Je ne m'en privais pas ainsi que François. Pour moi, j'étais bien en train de gagner la bataille, je voyais les forces ennemies reculer et même battre en retraite. Je jubilais et François était plein d'espoir !

Nous étions début novembre et l'ablation du sein fut programmée pour le 20, date anniversaire de mon père. Il en fut tout malheureux lorsqu'il l'apprit. Mais je lui répétais que cela allait me porter chance, que j'en étais tout à fait sûre, et doucement, il finit par se laisser aller à cette idée.

Je ne me souviens pas d'avoir été anxieuse ou particulièrement troublée par cette échéance. Bien au contraire, j'étais plutôt impatiente que le foyer de cette tumeur maligne soit retiré dans sa totalité. Toutefois, dans les semaines qui précédèrent l'opération, je me suis surprise à me regarder dans le miroir bien plus souvent que d'ordinaire, essayant peut-être de graver en moi le souvenir de cette silhouette qui ne serait plus jamais la même. N'ayant jamais aimé mes seins, ce fut certainement plus facile pour moi d'aborder la mastectomie. En l'état, ce sein n'allait pas me manquer et je comptais bien sur la chirurgie réparatrice pour m'offrir d'ici une année une nouvelle paire de seins plus petits et plus jolis ! Je me raccrochais d'ailleurs férocement à cette stimulante perspective.

Toulouse, 19 novembre 2013

Chère Alexandra

Merci beaucoup pour ta dernière lettre dans laquelle tu me racontes les vacances de Toussaint de toute la petite famille. Nous avons quant à nous fermé fin octobre après une saison somme toute bien remplie entre travail et traitements. Ce n'est pas encore suffisant mais la progression de notre taux d'occupation est très encourageante par rapport aux années précédentes. Malheureusement, mon état de santé pose de vrais problèmes et nous oblige à reconsidérer totalement notre projet. Alors que tout le monde se remet au travail après la trêve estivale, nous allons nous reposer un peu tout en réfléchissant aux décisions qu'il va falloir que nous prenions dans les mois à venir.

Avant toute chose, je vais me faire opérer du sein demain. Les traitements de chimiothérapie ont très bien marché car la tumeur a quasiment disparu au toucher. L'intervention chirurgicale devrait donc donner de très bons résultats. Je m'y prépare sans véritable appréhension. Je t'avoue que je suis même impatiente d'être débarrassée d'un foyer potentiellement dangereux en termes de récidive et de dissémination de la maladie. J'espère que je serai suffisamment rétablie pour Noël afin de passer les fêtes dans de bonnes conditions. Irez-vous comme chaque année au chalet pour les fêtes de fin d'année ? J'imagine que Tilia a beaucoup de travail à fournir et que les vacances n'en seront pas exemptes. Marc-Edmond a-t-il bien avancé sur son mémoire de Maturité ? J'ai regardé un peu dans notre bibliothèque mais je n'ai aucun ouvrage ayant trait à l'absinthe, pas même quelques reproductions d'anciennes affiches ou étiquettes de bouteilles. Par contre, j'ai trouvé un Musée virtuel de l'Absinthe sur Internet, assez bien conçu et qui peut notamment constituer une source pratique d'illustrations. Il y a plusieurs musées de l'absinthe en France, dont un du côté de Pontarlier, ce qui n'est pas trop loin de Lausanne. Et sans doute connaissez-vous déjà la Maison de l'Absinthe à Môtiers en Suisse ? Je trouve ce sujet vraiment passionnant et je suis certaine que Marc-Edmond trouvera matière à faire un mémoire très intéressant. Je me ferai d'ailleurs une joie de le lire !

Tu vois, j'essaie par tous les moyens de penser le plus souvent à autre chose qu'à ce qui constitue le quotidien et l'univers de la maladie. À force, on a le sentiment de ne vivre que ça, qu'autour et avec ça, c'est totalement aliénant. Moi encore, je le vis de l'intérieur, je suis en première ligne et c'est donc normal d'une certaine manière. Mais pour François, c'est vraiment injuste. J'ai lu dernièrement un recueil de nouvelles d'Alice Munro, Fugitives *dont tu m'avais parlé, que j'ai beaucoup apprécié et qui m'a permis de m'échapper du quotidien pesant de mes soins et de mes bobos. Il m'arrive de rêver moi aussi de fuir, très loin, mais on ne fuit jamais que soi… Et où que j'aille, de toute façon, la maladie m'accompagne désormais.*

Tu m'écris te sentir parfois gênée de n'avoir que des choses banales et ordinaires à me raconter. Mais au contraire, ça devrait être ça la vie ! La dimension dramatique qu'apporte la maladie, si ça fait peut-être de bons films ou de bons romans, à vivre en vrai ce n'est guère romanesque. Je m'en passerais bien, si je le pouvais, pour retrouver l'ineffable bonheur de journées rythmées par le travail, la préparation des repas, les devoirs des enfants le soir, les courses et les sorties au musée le week-end, le sentiment d'avoir toute la vie devant soi… Et puis lorsque tu me racontes ton quotidien lausannois, cela me rappelle plein de bons souvenirs de ma vie en Suisse. Il n'y a pas longtemps, en rangeant quelques papiers, je suis tombée sur le classeur de la chorale. Qu'est-ce que c'était bien ! Je garde un si fort souvenir de ces soirées où l'on chantait toutes les deux dans une ambiance chaleureuse et sympathique. Tu me dis aussi que tu as presque honte que toute ta famille aille bien et soit en bonne santé par rapport à ce que nous affrontons François et moi. Il y a tant de compassion dans tes paroles ! Mais, c'est ainsi, il n'y a pas de comparaison à faire. Je sais bien que parfois le malade peut incarner une souffrance qui culpabilise les bien-portants. Pourtant, toute culpabilité est inutile. Tu as la chance d'avoir eu jusqu'ici une vie sans aucun drame, sans mort violente et prématurée, la maladie vous a tous épargnés, toi et Philippe avez encore vos parents, les enfants suivent avec succès leurs chemins scolaires et personnels, la vie s'écoule avec fluidité et la chance est dans vos pas. Il faut s'en réjouir pleinement et personnellement je m'en fais une joie pour vous. Ton bonheur ne m'enlève rien, bien au contraire, il contribue au mien, vraiment ! Pour

François et moi, la vie est autre, c'est comme ça. Très tôt, dans nos vies respectives, la mort a laissé son empreinte, les difficultés de la vie ont apporté de l'ombre au cours ordinaire des choses, il y a eu des obstacles et des épreuves, des décès, des maladies graves, des ruptures et des conflits familiaux. C'est notre histoire. On ne l'a pas choisi mais elle nous appartient néanmoins. C'est ainsi. Cela fait des vies riches aussi mais d'une matière disons exigeante à travailler !

J'ai beaucoup pensé à toi lorsque je suis descendue au potager il y a trois jours pour tenter de mettre un peu de paillis en prévision de l'hiver et avant que je sois hospitalisée. Ce fut bien laborieux et j'ai fini par renoncer ! Mes plantations de cette année n'ont pas donné grand-chose, je ne m'en suis pas assez occupée. J'admire ta constance et ta régularité dans les travaux de jardinage, malgré ton travail et tout ce que tu fais par ailleurs avec les enfants et dans tes activités associatives. Même lorsque j'étais en bonne santé, j'avais un peu de peine à être quotidiennement au jardin. Je crains vraiment que cette année mon potager ne devienne une véritable friche ! Heureusement, les rosiers se débrouillent assez bien tout seuls et leur floraison tardive m'a permis il y a deux semaines encore de composer un petit bouquet très odorant. Ce sont des joies simples mais elles sont précieuses… J'aime beaucoup cette idée que le jardin est un terrain mental d'espérance. Travailler la terre est thérapeutique car on doit forcément se projeter dans l'avenir, dans le rythme des saisons et le cycle de la vie. Je trouve que tous les malades devraient avoir un petit bout de jardin à cultiver !

Je vais te quitter sur cette belle sentence afin de manger car les infirmières viennent de nous apporter les plateaux. Les bons petits plats de François me manquent déjà…

Avec toute mon amitié et plein d'affectueux baisers à partager avec Philippe et les enfants.

Véronique

Malgré toutes mes bonnes dispositions préalables, je fus profondément bouleversée par la découverte de ma nouvelle silhouette après l'ablation du sein. J'avais maintenant une allure difforme et même grotesque. Allongée comme je l'étais sur le lit, je voyais à droite, un sein énorme, faisant dans les

105 D (merci la cortisone !) et à gauche, plus rien hormis une cicatrice affreuse, avec des plis et des bourrelets tuméfiés sous l'aisselle. Qui plus est, mon bras gauche était douloureux et gonflé car il avait fallu retirer toute la chaîne ganglionnaire. Bien que la chirurgienne ait parfaitement fait son travail, ce que j'avais sous les yeux n'était vraiment pas beau à voir. Je n'avais pas vraiment mal, juste si je tirais sur mon bras. La cicatrice elle-même était insensibilisée, la peau comme cartonnée au toucher.

Il n'était pas encore question de me regarder dans un miroir. Les infirmières m'expliquèrent que cela viendrait d'ici quelques jours, qu'il fallait que je le fasse lorsque je me sentirai prête, sans forcer les choses. À cet instant, de toute façon, j'en étais totalement incapable !

Le lendemain de l'opération, j'étais abattue, fatiguée et très déprimée. C'était comme si le poids de mon corps mutilé écrasait et étouffait la flamme de mon mental. J'avais bien de la peine à aimer ma réalité pour ce qu'elle était ! Je me sentais vraiment amputée de moi-même et non pas seulement d'une partie. Et puis je réalisais aussi que si je n'avais plus de sein, j'avais encore un cancer, deux même, l'un censé se tenir tranquille un bon moment et l'autre toujours en pleine forme dans mes bronches. Le combat n'était donc pas fini malgré tous les assauts que j'avais déjà menés. Fatiguée comme je l'étais, j'eus envie de baisser les bras. François, avec douceur, mobilisa mon attention sur le panorama que j'avais depuis la fenêtre : c'est vrai que c'était magnifique, la coupole en briques et zinc de l'Hôtel-Dieu se découpait sur un ciel bleu Nattier, au loin la Garonne et les toits de tuiles toulousaines offraient une ravissante perspective. Je m'efforçais très consciemment de me raccrocher à la moindre miette de beauté, à tout ce qui pouvait me donner un sentiment de plénitude, même fugace, ainsi qu'un infime espoir dans des lendemains meilleurs. Imperceptiblement, un souffle raviva doucement les braises de mon moral et mon mental reprit petit à petit le dessus sur mon corps. François me répétait qu'il m'aimait, qu'il était là pour moi, que cette étape était désormais derrière nous et que, jusqu'ici, tout s'étant plutôt bien passé, nous pouvions rester résolument optimistes. Il m'encourageait à me laisser aller à tout ce que je ressentais, peur, tristesse ou colère, à me laisser traverser par ces émotions sans les juger, les combattre ou tenter de les maîtriser. Pour vivre pleinement cette étape, il fallait bien que tout ça sorte et s'exprime, que je laisse passer le train d'un éventuel ressentiment pour aller ensuite pleinement de l'avant.

Mais comment faisait-il pour continuer à m'aimer alors que je n'avais plus rien de la jolie jeune femme qu'il avait épousée 15 ans auparavant ? Lorsque je m'ouvrais à lui de mes craintes que tout ça – ma détérioration physique et la maladie – finisse par nous éloigner l'un de l'autre, il souriait tendrement à chaque fois et me disait que ce qu'il aimait en moi c'était ce que j'étais, ma personnalité, l'ensemble de ce que j'étais et non pas telle ou telle partie. Et qu'en plus, lorsqu'il me regardait, il continuait à me trouver belle et admirait la noblesse qui se dégageait de mon corps en lutte pour survivre. Immanquablement, j'étais émue aux larmes. Qu'avais-je bien pu faire pour mériter un tel amour ?

Le troisième jour, dès mon réveil, je me sentis prête à regarder en face ma cicatrice. Je n'éprouvais plus aucune inquiétude et c'est très tranquillement que j'ai retiré le linge qui masquait le miroir de la salle de bains. Je me suis confrontée à mon image, sans pleurs et sans peur, sans détourner le regard, plutôt même avec un étonnant sentiment de fierté. Mais d'où cela me venait-il ? Je regardais mes cicatrices et les considérais comme les marques de mon combat contre le cancer, presque comme des médailles que j'aurais récoltées au champ d'honneur. Il m'est alors revenu que lorsque je parlais à mes proches de l'opération à venir, j'évoquais souvent les Amazones, peuple de femmes guerrières grecques ayant coutume, d'après la légende, de se trancher le sein droit afin de mieux tirer à l'arc. C'était encore une image guerrière mais il faut reconnaître que cette façon de voir fonctionnait plutôt bien puisqu'elle me permettait de me sentir plus forte. Je me tenais ainsi bien droite devant la glace, bombant le torse, fière du chemin que j'avais accompli. J'étais toujours debout. Mutilée, certes, mais vivante et loin de rendre les armes. Et j'estimais que jusqu'ici, je m'étais franchement bien battue. J'étais prête à continuer. Il fallait juste que je regagne un peu de forces.

La veille de mon départ, les infirmières me proposèrent une prothèse temporaire, en mousse, le temps que je commande une prothèse en silicone. Après l'avoir mise en place, je constatais avec un grand soulagement que ça faisait tout à fait illusion. Ma silhouette était de nouveau conforme et, si l'on n'y regardait pas de trop près, personne n'aurait pu supposer en me voyant ainsi que je n'avais plus de sein gauche. Je mesurais soudain à quel point il faut une sacrée force de caractère pour assumer au regard de tous un handicap ou une difformité… Sans prothèse, je n'aurais pu, en ce qui me concerne, affronter le monde extérieur et le regard des autres. Pas si tôt, pas si vite. Il me fallut quelques mois pour être capable de me montrer sans prothèse, en ayant toujours eu soin auparavant de m'assurer que cela ne serait pas trop difficile pour les autres. Cela ne concernait que des proches. C'était profondément apaisant de pouvoir me présenter telle que j'étais désormais, sans en avoir honte ou m'en sentir gênée. J'assumais celle que j'étais devenue.

« Chaque homme porte la forme entière de l'humaine condition. »
Montaigne

Chercher mon second souffle

Nous avions organisé ma convalescence dans une maison de repos en pensant que j'y serai mieux en cette saison que chez nous. Notre grande maison s'avère en effet très difficile à chauffer. De plus, nous étions isolés et s'il y avait le moindre problème nous avions jugé plus rassurant que je sois dans une structure médicalisée. Ce fut une erreur. En fait, l'établissement accueillait essentiellement des personnes âgées, vraiment très âgées. Je faisais figure de gamine au milieu de toutes ces têtes blanches. La plupart étaient là pour se remettre d'une chute, d'une opération de la hanche, d'une fracture du fémur, de la clavicule ou du poignet. L'atmosphère était terriblement triste et pesante, le corps médical plutôt médiocre et les kinés n'étaient absolument pas formés à la rééducation nécessaire après une mastectomie. Tous les résidents parlaient haut car étant quasiment sourds, ne discutaient que de leur état de santé et des malheurs de leur vie ainsi que des programmes télévisuels, sans aucune curiosité pour quoi que ce soit d'autre. Tous me donnèrent l'impression glaçante d'avoir cessé de vivre depuis longtemps, de s'être figés. C'était totalement déprimant. Il ne me restait peut-être que quelques mois à vivre, je n'avais pas cinquante ans et tout autour de moi déambulaient, clopin-clopant, des personnes ayant largement vécu leur vie ou l'ayant en tout cas derrière eux, certains étaient même dans un tel état de délabrement physique qu'on ne pouvait que penser qu'ils avaient largement dépassé la limite raisonnable de survie depuis bien des années. Tous invalides, impotents, souffreteux, la plupart le regard vide, comme absents à eux-mêmes, tels des spectres, mais toujours là, bien vivants. Ils jouaient tous les prolongations tandis que mes jours étaient comptés, à moins de cinquante ans. La vie était vraiment une saloperie. À les voir ainsi, je me disais qu'il valait mieux mourir que vieillir. C'est d'ailleurs une pensée que j'ai eue très tôt, adolescente. Vivre oui, mais durer et n'être plus que l'ombre de soi-même, certainement pas.

Immédiatement, j'ai compris qu'il allait falloir que je sois sacrément offensive si je ne voulais pas couler à pic dans une telle ambiance. J'étais là pour reprendre des forces, récupérer après l'opération et pratiquer les exercices qui devaient me permettre de retrouver au plus vite la mobilité normale de mon bras gauche. Donc, je décidais de me focaliser exclusivement sur ces objectifs et de me tenir la plus éloignée possible de tout ce qui était susceptible de corroder dangereusement mon moral. Je prenais mes repas dans ma chambre en écoutant de la musique, j'allais faire une marche quotidienne d'une heure dans le parc qui était magnifique dans ses couleurs d'automne, j'assistais à mes séances de kinésithérapie et retravaillais ensuite les mouvements dans ma chambre. Je lisais, écrivais et regardais uniquement les films diffusés à la télévision, faisais aussi de longues siestes. Le développement d'un œdème sous la cicatrice m'obligea par deux fois à aller à Toulouse afin d'effectuer une ponction et j'eus beaucoup de plaisir à changer de décor le temps d'une journée. Mon bras gauche était en permanence douloureux, gonflé et ankylosé. Je n'arrivais plus à porter quoi que ce soit et même tenir un livre ouvert plus de dix minutes était devenu problématique. J'essayais de ne pas m'attarder sur ces désagréments, me disant qu'avec le temps et les séances de kiné j'allais retrouver une mobilité plus satisfaisante. De même que mon regard glissait le plus vite possible sur les silhouettes claudicantes et voûtées que je croisais dans les couloirs. Ce ne fut pas facile tous les jours mais il y eut plus souvent des journées où j'avais le sourire aux lèvres que les larmes aux yeux. François venait me voir tous les jours. Pour lui notre séparation était très difficile, il était seul à longueur de journée, devant tout assumer tandis que je bénéficiais d'un environnement certes démoralisant mais dans lequel je n'étais jamais seule très longtemps et où tous mes besoins essentiels étaient pris en charge.

Lausanne, décembre 2013

Chère Véronique,

Merci beaucoup d'avoir pris le temps et l'énergie pour m'écrire, je suis contente d'avoir eu de tes nouvelles et de constater que tu as un moral solide pour affronter l'opération. Je trouve que tu as beaucoup de courage même si tu me dis que tu n'as pas l'impression d'avoir le choix. J'espère que tout se sera bien passé et que tu ne souffres pas trop. Maintenant, je te souhaite une bonne convalescence pour récupérer tes forces et passer à la dernière phase du traitement. Allez vous recevoir tes parents pour Noël, ce sera peut-être trop fatigant ? Nous allons partir comme chaque année au chalet où beaucoup de neige est annoncée. Les enfants ont beaucoup de travail et de révisions à faire, ils en emporteront certainement avec eux là haut. Tilia étudie toujours d'arrache-pied et doit apprendre par cœur tout ce qui relève de l'anatomie et ça ne lui procure pas beaucoup de plaisir. Par contre, elle trouve très intéressant le TP de dissection ! Juste avant les vacances, nous sommes allés à Briançon qui m'a beaucoup plu. Auparavant, Marc-Edmond est allé faire le tour de quelques distilleries d'absinthe dans le Val de Travers et il a trouvé ça très intéressant. Son mémoire avance donc bien. Philippe s'est mis à faire beaucoup de vélo et il s'entraîne pour le Cyclo-Tour du Léman qui aura lieu en mai. Tilia et moi allons participer aux 20 km de Lausanne mais seulement pour la course des 4 km. Marc-Edmond prévoit lui de courir sur 10 km et s'entraîne en conséquence tous les week-ends. Je me suis remise aussi à nager de temps en temps, ça me fait beaucoup de bien. Dans un autre registre, je suis allée voir une exposition consacrée à Marini-Richier-Giacometti et j'ai beaucoup pensé à toi car cela t'aurait certainement beaucoup plu. Il y avait notamment de magnifiques bustes de Germaine Richier, mi-humain mi-animal, et puis aussi les Chevaliers de Marini, très forts plastiquement. J'espère toujours que le récit de notre quotidien te distrait un peu des soucis de la maladie et que tout cela ne te paraît pas trop dérisoire par rapport à ce que tu affrontes. J'espère que tu te remettras vite et bien de l'opération et que tu pourras passer avec François de belles fêtes de Noël et de fin d'année. Ça me ferait très plaisir de vous accueillir à Lausanne avant que vous ouvriez pour la saison si cela vous disait de venir prendre quelques jours de vacances au bord du lac. Pensez-y, vos dates seront les nôtres. Bon courage pour les débuts de la nouvelle chimio et des rayons, je penserai bien fort à toi.

Je t'embrasse très affectueusement,

Alexandra

C'est à cette période que notre chien, Arrow, mourut de vieillesse. François était seul lorsqu'il découvrit le corps inanimé de ce compagnon de plus de treize ans, c'est seul qu'il l'enveloppa dans un drap sur lequel il déposa un bouquet de lierre, seul encore qu'il alluma des bougies autour de la dépouille et chercha ensuite dans la région une entreprise de crémation proposant des prestations pour les animaux de compagnie. Mon absence, les inquiétudes causées par ma maladie, la mort d'Arrow, cela faisait vraiment beaucoup. Quelque part, au fond de lui, malgré tout son amour, sa volonté d'être à mes côtés et son désir ardent que je vive, il n'arrivait pas à croire à ma guérison et cela le minait. Sa lucidité le conduisait à envisager le pire ou le probable et le rétrécissement de notre horizon lui coupait radicalement les ailes. Sans doute aussi que cette espèce d'injonction associée à la possibilité d'une mort imminente, injonction à faire et entreprendre sans différer, ici et maintenant, le paralysait. Si de telles circonstances ne parvenaient pas à balayer ses angoisses et ses difficultés de mobilisation, qu'est-ce qui le pourrait ? Il lui fallait sans cesse choisir entre ce qu'il fallait faire pour lui et ce qu'il voulait faire pour moi, entre mettre de l'énergie pour garder lui-même la tête hors de l'eau ou bien m'aider à me maintenir à flot dans les meilleures conditions possibles. Ces tensions psychiques l'épuisaient. De jour en jour, je le voyais de plus en plus déprimé et malheureux mais j'avais moi-même à peine assez d'énergie pour garder mon propre cap, aussi n'étais-je pas capable de le soutenir autant qu'il le fallait et que je l'aurais voulu. Il tint bon néanmoins, ne baissa pas les bras et c'est fou de joie qu'il m'accueillit enfin à la maison début décembre. Nous nous retrouvions enfin, chez nous. Ensemble.

Brassac, décembre 2013

Très chère Claudy,

Tous mes vœux d'abord pour l'année 2014 ! Je ne regretterai guère personnellement l'année qui s'achève et je fonde plein d'espoirs sur la nouvelle, formant des vœux de santé et de guérison auxquels du fond du cœur je t'associe de toutes mes forces. Que la joie t'accompagne chaque jour et que te soit donnée la possibilité de partager le plus de moments agréables avec ceux que tu aimes. C'est finalement le plus important.

Merci beaucoup pour ta dernière lettre et les mots si affectueux que tu sais trouver pour me soutenir. Le fait que tu aies malheureusement toi-même traversé cette épreuve du cancer et que tu doives l'affronter une nouvelle fois te permet de savoir très exactement ce que cela signifie, tes mots et ton ressenti sont toujours justes et adaptés. C'est parfois difficile d'évoquer avec ses proches le quotidien et les pensées qui nous habitent en tant que malade, on ne veut pas les envahir avec nos maux. Je sens bien que malgré la profonde compassion qu'ils expriment, tout n'est pas pour eux évident à cerner et c'est bien normal. Sans vouloir leur dissimuler quoi que ce soit, je veux les protéger, comme tu le fais certainement vis-à-vis d'Hélène et de tes petits-enfants. Je ne peux par exemple leur exprimer l'entier de mon désarroi face à ma nouvelle silhouette amputée d'un sein. Je sais, comme tu me l'as expliqué, qu'avec le temps les tissus seront moins violacés et douloureux, que la plaie prendra une apparence moins vilaine et que d'ici quelques mois, lorsque je pourrai envisager la chirurgie réparatrice, la situation sera plus facile à vivre et à accepter. Pour l'heure toutefois, c'est difficile d'autant que j'ai un lymphocèle important et que la cicatrisation se fait difficilement. Chaque semaine, je dois effectuer une ponction, la plaie suinte et s'est même rouverte. Je traverse une phase d'inflexion sévère de mon moral, sans doute parce que cela fait déjà des mois que je bataille et que je commence un peu à m'essouffler. Ma mobilisation pour garder le meilleur moral possible devient une lutte de tous les instants. Tu connais bien cette situation : il s'agit de ne surtout pas perdre de terrain et de ne jamais se laisser aller au découragement. Mais je crois que c'est aussi inévitable d'avoir des moments de doute et de lassitude, c'est simplement humain. J'aimerais bien être un peu tranquille maintenant, après toutes les étapes que j'ai déjà franchies. Noël approche et j'aspire simplement à une trêve des confiseurs moi aussi !

J'admire beaucoup ton énergie, ta joie de vivre et ton altruisme quand je pense que toi aussi, tu dois affronter une récidive avec des métastases au poumon et que cela te fait beaucoup tousser. Je sais combien c'est éprouvant. Le cancer défie véritablement toutes nos ressources physiques et psychologiques. Mais Maman m'a dit dernièrement que les médecins avaient heureusement trouvé un médicament auquel tu réagissais très bien et que progressivement la toux se calmait. C'est une nouvelle qui m'a sincèrement réjouie ! Bravo, tu gagnes du terrain sur la maladie, elle recule, te laissant à nouveau un peu de répit. Ce doit être un profond soulagement pour toi car tu vas pouvoir bouger avec plus de facilité, aller voir Hélène et ses enfants pour les fêtes de Noël, faire des sauts de puce sur Paris… Vivre des moments agréables et réconfortants, tellement indispensables dans la situation qui est la nôtre. Si comme je l'espère, les effets secondaires ne t'indisposent pas trop, tu vas rapidement récupérer de l'énergie et te sentir beaucoup mieux. Pour ma part, je me prépare désormais aux rayons, sans trop d'inquiétudes toutefois. Tu m'en as parlé et j'ai lu également quelques articles sur la question, je crois que ça devrait donc bien se passer. Je crains surtout la fatigue résultante de ces nouveaux soins qui associeront rayons et chimios. C'est qu'à l'issue de tout ça, il va falloir ouvrir la maison d'hôtes et assurer une saison ! Ce fut très éprouvant pour François l'an dernier, faire face quasiment seul à l'activité lui a demandé beaucoup. Trop sans doute. J'espère donc être capable de faire un peu plus ma part cette saison-ci et pour cela il va falloir que je récupère vite et bien de tous mes derniers traitements.

Je mesure, en te lisant, combien tu apprécies de passer beaucoup de temps à Düsseldorf. Cette ville, sa situation sur le Rhin te sont manifestement bénéfiques et t'aident dans ta quête de qualité de vie, de bien-être et de conditions favorables à une meilleure santé. Je suis comme toi très sensible à mon cadre de vie. Pour ma part, la situation qui est la nôtre ne manque pas d'avantages non plus. C'est en hiver que cela se perçoit le moins mais, dès l'apparition des beaux jours, le cadre de vie que nous avons la chance d'avoir ici est très agréable, calme, protégé, l'air y est sain et les températures très agréables dès le mois d'avril. Je peux me reposer sur la terrasse en écoutant le chant des oiseaux, le murmure de la rivière qui traverse le domaine, le souffle du vent dans les feuilles des arbres. Je sens que cela me fait du bien, m'apaise beaucoup, nourrit mes forces et me procure de réels bienfaits. C'est une grande chance dont j'essaie de tirer le meilleur parti. Combien de malades doivent livrer la même bataille que nous mais dans des conditions sacrément plus difficiles, sans véritable répit ni pause réparatrice… Et puis tu peux également compter sur Rudy, comme je peux compter sur François. Nous avons toutes les deux la chance d'être aimées et entourées par des époux attentionnés, soucieux de nous aider le mieux possible dans le quotidien pas toujours simple de la maladie. C'est tellement précieux quand on sait que certains doivent porter seuls le fardeau du cancer et en affronter toutes les épreuves sans le moindre soutien… sans parler des conjoints qui ne supportent pas et s'enfuient ! Je fais le compte très souvent des nombreuses chances qui sont les miennes dans ma situation et ça m'aide beaucoup à relativiser, à prendre du recul et à consolider mon mental. Je sais que tu fais la même chose également et que tu pratiques aussi assidûment que moi la pensée positive ! Alors haut les cœurs !

Je te souhaite un très bon début d'année au bord du Rhin et j'espère que nous aurons l'occasion de nous voir cette année. Tu sais que si vos pérégrinations françaises vous conduisaient à proximité de chez nous, vous y seriez les bienvenus, quel que soit le moment. C'est toujours un grand bonheur de te voir ainsi que Rudy.

Je t'adresse mes plus douces pensées et t'embrasse très affectueusement. Embrasse également Rudy de ma part. Bon courage à toi pour tout.

Prends bien soin de toi,
À bientôt,

Véronique

Il se produisit alors quelque chose d'étonnant que je n'avais pas du tout anticipé. Bien que tout se soit parfaitement déroulé jusqu'ici, que mes résultats étaient bons et mon moral excellent, j'ai éprouvé le besoin impérieux de faire une pause. Depuis huit mois, toutes les étapes du protocole s'étaient succédées sans la moindre interruption. L'idée même de devoir enchaîner immédiatement le traitement de la tumeur du poumon me coupait tout simplement les ailes. J'avais envie que l'on me laisse tranquille, je ne voulais plus être en permanence confrontée et ramenée à la maladie. Je ne voulais plus voir de médecins, d'infirmières, de kinésithérapeutes, de sophrologues, de psychologues ni mettre les pieds dans un hôpital. Ras-le-bol total ! Il fallait absolument que je change d'horizon pour parvenir à terminer dans de bonnes conditions le protocole de soins. Je ne voulais pas tout arrêter, j'avais tout simplement besoin de reprendre mon souffle.

Pourtant, je dus dès le lendemain de mon retour à la maison me rendre à Toulouse pour que la radiologue effectue les repérages, réglages et enregistrements des données qui seraient les miennes durant toutes les séances de rayons à venir. On m'appliqua sur le buste et jusqu'au menton une sorte de filet arachnéen en plastique rigide qui fut instantanément thermoformé par je ne sais quel procédé. Ce fut un très mauvais moment à passer car je devais adopter la position qui serait celle que j'aurai par la suite pour effectuer toutes les séances de rayons, à savoir les bras relevés au-dessus de la tête, collés le plus possible aux oreilles. À quinze jours de mon opération, j'étais encore incapable de tenir cette position sans souffrir terriblement. Les œdèmes à répétition que je faisais et leur ponction compliquaient la cicatrisation, toute la zone était enflammée et douloureuse. Quand la radiologue tira sur mon bras pour le mettre dans la position requise, j'ai hurlé tant la douleur fut aiguë. C'était comme si la cicatrice s'était ouverte et déchirée. C'est en larmes que je suis sortie du service, tremblante déjà à l'idée de devoir remettre ça quotidiennement dans moins de dix jours… Je cherchais pourtant désespérément l'énergie pour rebondir mais je me sentais plaquée au sol. À bout de forces.

Plus que jamais il fallait donc me changer les idées. Les fêtes approchaient, aussi nous fut-il plus facile de nous distraire et de nous immerger dans un peu de futilité. De plus, la chance nous sourit : une amie toulousaine partait en vacances quinze jours et mettait généreusement sa maison à notre disposition durant ce temps-là. Ce furent deux semaines de fête ! Nous nous promenions main dans la main dans Toulouse illuminée, toute parée de ses décorations de Noël, et c'était une fête. Nous allions prendre un thé sur l'une des innombrables places de la ville, et c'était une fête. Nous faisions du lèche-vitrine ou flânions dans le marché de Noël sur la place du Capitole, et c'était une fête. Nous achetions des chocolats chez quelques-uns des meilleurs artisans de France, et c'était encore une fête. Nous visitions Saint-Sernin ou assistions à un concert, découvrions le quartier des boutiques vintage et c'était encore et toujours fête…

Je me fatiguais toutefois très vite et certains jours je devais rester tranquillement allongée au salon, devant un bon film, enveloppée dans les bras de mon bien-aimé. C'était tellement bon et réconfortant d'être à nouveau ensemble ! François préparait des dîners d'amoureux tous plus délicieux les uns que les autres et je revivais après plus de deux semaines de plateaux-repas hospitaliers insipides et tristes. Pour le réveillon, nous avons savouré quelques canapés au foie gras, une demie langouste chacun, un peu de Brie à la truffe et une glace au nougat nappée d'un coulis de fruits rouges, le tout arrosé de Champagne et vraiment, à cet instant, nous étions les rois du monde ! Une fête je vous dis !

Dans cette maison qui n'était pas la nôtre, l'absence de notre ancien compagnon à quatre pattes était moins aiguë, les lieux n'étaient pas marqués par le souvenir de sa présence et cela constituait un léger répit fort appréciable dans notre chagrin. Ce mode de vie me redonna des forces et de l'énergie, assez pour me permettre de me remobiliser et me sentir prête à reprendre avec combativité la suite des traitements.

J'aurais bien aimé cependant pouvoir bénéficier d'un peu plus de temps (c'est bien connu, les bons moments passent toujours trop vite !) mais il fallut pourtant remonter sur le ring entre Noël et Nouvel An. Ce second protocole ciblait cette fois-ci la tumeur du poumon. Il prévoyait que les deux premières chimios sur les quatre prescrites, composées de Cisplatine et de Navelbine, soient associées chacune à une séance de rayons environ deux heures après le début de l'injection. De plus, du fait de la toxicité du Cisplatine sur les reins, je devais être hospitalisée la veille afin que l'on m'hydrate durant une dizaine d'heures par voie intraveineuse. François me conduisit donc en fin de journée à l'ICR et repassa me prendre le lendemain dans l'après-midi. Mis à part le fait que tenir la position des bras au-dessus de la tête pendant les rayons était encore très douloureux et m'arrachait des larmes, cette première chimio se déroula très bien.

Pourtant, je traînais des pieds, le cœur n'y était pas. J'étais à nouveau emportée dans le tourbillon des soins, du rigoureux contre la montre de l'offensive thérapeutique et asservie chaque jour au calendrier des médecins et des radiologues alors que je n'aspirais qu'à me réapproprier mon propre temps. La maladie occupait déjà tellement de place dans notre vie mais là, avec les rayons, ce serait tous les jours qu'il me faudrait aller à Toulouse ! Je n'allais rien pouvoir faire d'autre durant deux mois et en plus ce serait totalement épuisant. Cette perspective était tout simplement désolante. M'en étant ouverte à la psychologue qui venait me voir à chaque fois que j'étais à l'ICR, celle-ci m'informa de la possibilité offerte aux patients habitant loin de Toulouse de résider sur place durant toute la durée des rayons. J'ai immédiatement senti que mon second souffle se trouvait là, dans cette opportunité inattendue d'habiter du lundi au vendredi dans la résidence hôtelière de l'Institut tandis que je rentrerai à la maison tous les week-ends. J'allais retrouver la vie citadine qui me manquait tant depuis des années et avoir tout le temps de découvrir vraiment Toulouse. Autant de diversions face à la maladie.

Le prix à payer était que François et moi serions encore séparés, cinq jours par semaine cette fois-ci. De nous deux, je savais que ce serait lui qui, une fois de plus, souffrirait le plus de la situation. Pour ma part, je ne passerai pas une journée sans avoir fait quelque chose d'intéressant et de nouveau, sans avoir rencontré du monde, vu ne serait-ce que le radiologue ou discuté avec quelques patients, commerçants ou gardiens de musée. Même s'il allait terriblement me manquer, je serai portée par mon environnement. De son côté, François resterait des journées et des journées entières totalement seul, dans cette grande maison si difficile à vivre et déprimante en hiver, assailli par toutes sortes de préoccupations liées à ma santé, à notre avenir, aux solutions pour faire face aux difficultés financières, etc. Mais malgré les sacrifices que ce choix nous imposait, nous savions tous les deux que c'était la bonne chose à faire. La seule.

« Rien n'est plus puissant qu'une idée dont le temps est venu. »
Victor Hugo

Une vie de pensionnaire citadine

Et c'est ainsi que je commençais ma vie de pensionnaire à l'ICR juste après le Nouvel An. Alors que j'aurais dû être épuisée, me traîner aux séances de rayons pour aller vite ensuite prendre du repos, je fus littéralement galvanisée par ce mode de vie inhabituel et stimulant. Les médecins eux-mêmes n'en revenaient pas. Les fortes doses de cortisone que l'on me prescrivait désormais, à savoir 80 mg par jour, jouaient bien sûr un rôle essentiel dans l'énergie dont je disposais. Pour moi, c'était un véritable dopant ! Tous les jours, je profitais un peu de la matinée, dormant jusqu'à neuf ou dix heures, puis après le petit-déjeuner je me mettais à écrire. La chambre était très fonctionnelle, monacale certes mais confortable, avec un bureau que je m'appropriai immédiatement en y installant cahiers d'écriture, stylos et papier à lettres. Le planning des séances de rayons était idéal : soit en toute fin de matinée, soit avant quatorze heures. Je pouvais ainsi disposer de toutes mes matinées et de tous mes après-midi. Le plus souvent, j'allais déjeuner au self de l'ICR avant ou après les rayons, c'était économiquement le plus intéressant et me garantissait un certain équilibre diététique. Puis, je partais à la découverte de Toulouse, à pied, quel que soit le temps. J'avais fait l'acquisition d'un chapeau de pluie très pratique qui me dispensait d'emporter un encombrant parapluie et me laissait une grande liberté de mouvement. Avec une inépuisable jubilation, j'ai visité tous les musées, toutes les églises, marché au travers de la plupart des quartiers, flâné avec ravissement dans les librairies, craqué plus d'une fois devant les attraits des confiseries et pâtisseries, fait un peu de shopping aussi, avec d'autant plus bonne conscience que les soldes avaient commencé ! À la Fondation Bamberg, je restais longuement devant un admirable petit tableau de Rogier Van der Weyden représentant une Vierge à l'Enfant, si subtile dans ses harmonies colorées et incroyablement délicat dans le traitement des mains, le rendu de la peau et de la transparence des ailes de la libellule, cette « Demoiselle de la mort », que l'Enfant tient au bout d'un fil fragile comme la vie. Un portrait de la princesse Sibylle de Clèves par Lucas Cranach m'hypnotisa également un long moment avec son étonnante modernité, son dessin stylisé et son fond bleu électrique contrastant si élégamment avec l'orangé du vêtement. Au musée des Augustins, je succombais au charme incomparable de la Vierge à l'Enfant dite Nostre-Dame-de-Grasse avec son doux visage un peu mélancolique, sa moue attendrissante, le traitement remarquable des lourds drapés, l'attitude si naturelle et dynamique de l'Enfant avec son expression plus triste que mutine. J'emportais toute cette beauté avec moi et m'en nourrissais littéralement, avec une avidité stupéfiante. J'avais acheté une carte postale avec le visage de cette Vierge, et l'ayant scotchée au-dessus de mon bureau, j'aimais regarder sa douceur apaisante. Je profitais aussi avec délectation des terrasses dès qu'elles étaient ensoleillées et savourais un thé chaï non loin de l'École des Beaux-Arts ou bien une crêpe dans le quartier de Saint-Sernin. Par moment, j'avais l'impression d'entendre mon âme soupirer d'extase ! C'était comme si j'avais une balance quelque part en moi, avec sur l'un des plateaux la maladie et tout son cortège funeste, et sur l'autre tout ce que je pouvais mettre de bon, de bien, de beau. Tant que le plateau du bon était plus lourd que celui de la maladie, je parvenais à contrecarrer les effets délétères du cancer et surtout à ne pas subir trop péniblement la situation. Cela faisait des années que je n'avais pas vécu ainsi, aussi librement, et, à voir l'intense plaisir que cela me procurait, je mesurais très justement à quel point cela m'avait manqué. C'était comme si j'avais été privée d'oxygène, rien de moins ! Il était évident que ce cadre de vie me procurait du bien-être, concourait à mon équilibre et répondait à mes aspirations. Certains jours, l'idée de devoir reprendre ma vie à la campagne me faisait presque peur. J'aurais aimé ne pas rentrer et ne jamais devoir renoncer à cette vie citadine.

Toulouse, janvier 2014

Chère Hélène,

Je ne laisserai pas s'écouler une décennie complète sans avoir repris contact avec toi et tenter de nous réconcilier. Depuis que nous avons cessé de nous voir en 2005, j'ai régulièrement pensé à toi car nous avons été amies durant plus de vingt ans et cette relation occupait une place très importante dans ma vie, comme dans la tienne, je pense. Ce qui me mettait le plus mal à l'aise et m'empêchait de tourner la page, c'était de n'avoir jamais compris ni su pourquoi une telle brouille avait eu lieu. Tout est arrivé lors de la fête que François avait organisée pour mes 40 ans, une fête magnifique où tu ne vins pas, sans explications. Aujourd'hui, toutes les questions que je me suis posées alors me paraissent infiniment dérisoires. Je regrette de n'avoir pas su passer par dessus ça, de n'avoir pas mieux considéré les difficultés auxquelles tu étais sans doute confrontée. Durant les dix années qui ont suivi, j'ai souvent pensé à toi, me demandant comment tu allais, ce que tu devenais, espérant que tu avais réussi à trouver un certain équilibre personnel. Je me suis fait plus d'une fois le reproche de n'avoir pas été assez compréhensive, pas assez à l'écoute de ce que tu vivais et qui, sans doute, expliquait ce qu'il s'était passé. En tant qu'amie, j'aurais dû te prendre et t'accepter telle que tu étais à ce moment-là de ta vie. J'ai pensé quelquefois à reprendre contact avec toi et puis mon élan se brisait toujours sur un surprenant sentiment de lassitude, comme si cela avait été vain car ne nous permettant pas de rattraper les années perdues et d'éclaircir les malentendus.

Depuis bientôt une année, j'ai été diagnostiquée pour un cancer du sein et un autre au poumon. Cela a radicalement changé ma vision sur beaucoup de choses. Je sais très consciemment désormais que ce que je ne ferai pas aujourd'hui ne sera peut-être plus possible demain et, lieu commun entendu mille fois, qu'il ne faut pas repousser à plus tard les choses qui nous semblent importantes. Certaines d'entre elles, qui me semblaient déterminantes hier encore, m'apparaissent aujourd'hui comme totalement futiles. D'autres, que je voyais comme impossibles, m'apparaissent maintenant comme une priorité. Je n'ai plus envie d'avoir des zones conflictuelles, passées ou présentes, dans ma vie. Ni de regrets. Et je privilégie de loin la réconciliation à la fâcherie. Je crois qu'enfin je suis capable de prendre vraiment les gens que j'aime comme ils sont, même si je ne comprends pas tous leurs comportements et toutes leurs réactions. C'est pourquoi je t'écris afin de mettre un terme à cette brouille entre nous. Je ne suis pas et tu n'es pas non plus l'amie idéale, exempte de tout défaut, parce que cela n'existe pas. Cependant, nous avons été malgré tout très proches durant de nombreuses années, partageant des moments importants de nos vies respectives. Tout ce qui nous rapprochait m'a beaucoup manqué. J'aime à penser que nous pourrons renouer les liens qui nous unissaient. Nous ne rattraperons certes pas les neuf ans écoulés, et qu'importe d'ailleurs car ce qui compte vraiment est ici et maintenant. Je crois qu'il nous reste encore beaucoup de belles choses à vivre et à partager. En tout cas, je l'espère. Nous nous sommes installés depuis trois ans dans le Sud-Ouest pour ouvrir une maison d'hôtes dont je te joins une plaquette. J'ai donc quitté la Suisse où je me sentais si bien mais où François ne s'épanouissait pas. Quentin aura 23 ans cette année, il me manque beaucoup bien sûr et je m'inquiète sans cesse pour lui depuis que nous sommes partis. Après beaucoup de tâtonnements, il semble enfin avoir trouvé sa voie et va commencer en septembre une formation en logistique ferroviaire aux CFF, les Chemins de Fer Fédéraux suisses. Nous allons mettre en vente la propriété car ma maladie ne nous permet plus de poursuivre notre activité. Il va donc nous falloir rebondir, dans les meilleurs délais malgré toutes les incertitudes au sujet de ma santé.

Voilà quelques nouvelles succinctes en attendant d'en recevoir de toi également comme je l'espère. Je souhaite sincèrement que ma lettre trouve un écho positif en toi et que j'aurai d'ici peu le plaisir de te lire.

Je t'embrasse bien fort,

Véronique

Lorsque je rentrais chez nous le vendredi en fin d'après-midi, l'énorme décalage qu'il y avait entre ce que je vivais quotidiennement à Toulouse et ce que vivait François à la maison était manifeste. J'arrivais, encore tout enveloppée de l'atmosphère urbaine et sans doute trop marquée par le rythme dynamique généré par la ville. François devait quant à lui s'extraire du silence et de la lenteur inhérente aux rythmes de la campagne. Nous avions forcément un peu de peine à nous retrouver et à harmoniser nos énergies, ce qui générait parfois quelques tensions. Mais soucieux l'un comme l'autre de ne pas gâcher les moments précieux que nous avions à partager, nous ne donnions jamais prise à l'irritation ou à l'envie d'en découdre. Nous percevions très bien les mécanismes qui étaient à l'œuvre et faisions de notre mieux pour ne pas en être victimes. Ces deux mois correspondaient à une parenthèse qui se refermerait en février. Certains jours, toutefois, j'aurais bien voulu qu'elle ne se referme jamais et, consciente que ça n'était pas possible, cela me rendait particulièrement triste. Je devais régulièrement combattre cet état d'esprit.

François devait quant à lui gérer au quotidien une dépression de plus en plus forte. Cela lui prenait toute son énergie. Ma maladie avait tout chamboulé et désenchanté, il vivait chaque jour dans un chaos émotionnel sans fin et, lorsqu'il regardait l'avenir, il ne voyait plus désormais que les menaces incontrôlables du cancer et de ses possibles récidives. Le futur qu'il entrevoyait empoisonnait tout son présent. L'insouciance avait déserté son quotidien. Par moment, le voir aller si mal me faisait terriblement peur. Je ne me sentais plus capable de vivre et de partager ça, c'était trop dur, je savais que je n'en avais plus les moyens. C'était devenu trop lourd pour moi, insupportable au sens strict. J'avais l'impression que cela m'entraînait vers le fond et je n'avais plus la force suffisante pour remonter à la surface. Je m'en voulais évidemment beaucoup de ne pas parvenir à mieux le soutenir, lui qui se tenait indéfectiblement à mes côtés. Mais, malgré toutes ses difficultés personnelles, François ne lâchait pas, il se battait résolument pour rester à flots dans la tempête et j'admirais la force de sa détermination à ne pas perdre pied et à me protéger le plus possible des effets collatéraux de sa dépression. Sa bienveillance était à la mesure de son courage. Immense.

C'est durant cette période si difficile pour lui que ma prise de conscience devint radicale : la vie campagnarde et les conditions précaires dans lesquelles nous la menions depuis trois ans ne me convenaient absolument plus, elle mettait ma vie en danger. Il allait falloir en changer quoi qu'il nous en coûtât. Je me battais contre le cancer pour vivre et donc aussi pour mieux vivre, afin de répondre à mes besoins autant qu'à mes aspirations et réaliser si possible ma nature profonde. Tout sacrifice m'était désormais inenvisageable. Je devais aborder le sujet avec François, même au risque d'aggraver son malaise. Changer à nouveau de vie risquait de nous prendre pas mal de temps, autant nous y préparer et l'initier sans attendre.

J'ai donc commencé à évoquer le sujet avec François, par allusions, par petites touches, avec beaucoup de précautions et de douceur. La perspective de retourner vivre en ville ne lui plaisait guère, il appréciait énormément le calme que nous offrait notre isolement et était également très attaché à la maison. Il s'interrogeait aussi, avec quelques angoisses bien légitimes, sur les reconversions professionnelles possibles. Mais il se rendait néanmoins à l'évidence : notre activité n'était pas viable, même à deux en bonne santé, alors avec l'apparition de ma maladie il était encore plus impensable de continuer à tenir notre maison d'hôtes ; nous avions donné le meilleur de nous-mêmes dans ce projet, nous avions tout essayé et tout entrepris pour que ça marche avec un succès certain d'ailleurs mais, amputés de la moitié de nos forces, il était inutile d'espérer désormais une amélioration significative de la situation. Il fallait maintenant envisager autre chose, réfléchir à d'autres projets même si c'était sous la pression des évènements. Pour le moment, de toute façon, impossible de changer de vie à court terme, c'était trop tôt et les conditions matérielles n'étaient absolument pas réunies. Il y avait des mesures préalables et nécessaires à prendre, la première étant de mettre en vente la propriété. François en convint et décision fut prise de le faire sans attendre. Un grand pas venait d'être fait, j'osais encore à peine y croire !

J'ai toujours été quelqu'un d'impatient, aimant que les choses avancent, s'enchaînent et se concrétisent rapidement. Parfois, je vais d'ailleurs trop vite, tranchant sans avoir suffisamment réfléchi ou prenant des décisions purement à l'instinct. François avait quant à lui longtemps procrastiné et continuait à avoir tendance à le faire s'il n'était pas très vigilant. D'une manière générale, il est plus réfléchi et analytique, soupesant longuement les décisions à prendre. Nos deux rythmes naturels sont donc extrêmement différents même si je préfère dire complémentaires. Avec la conscience nouvelle que j'avais du temps et celle que la vie pouvait m'être ôtée à tout instant, mon impatience naturelle se trouva encore renforcée. Car justement, du temps, je n'en avais plus à perdre. Cette conscience radicalisait nettement mes choix et me permettait, d'une certaine manière, de retrouver la légèreté insouciante de l'enfance. Je pouvais plus facilement dire non sans dramatiser et imposer ma décision sans éprouver de culpabilité. Puisque j'avais reconquis toute ma légitimité à vivre selon mes aspirations et mes besoins, je refusais désormais tout sacrifice. En considérant enfin à nouveau les choses ainsi, je m'étais réinventé progressivement des possibles. Et donc un avenir.

Après avoir trop longtemps supporté le joug de la mélancolie, celle qui fait chavirer l'âme et l'entraîne par le fond, je retrouvais enfin la jouissance de la vie. Tout était comme amplifié, plus intense et plus joyeux. J'éprouvais même un excès d'émotions parfois. Mais pour garder cette vibration si bénéfique qui me portait, il fallait impérativement que je reste à l'écoute de moi-même. Je m'exaltais à marcher ainsi sur une ligne de crête, au-dessus du gouffre qui, au final, nous aspirerait tous. Mais, jusqu'à cet ultime instant, j'entendais bien choisir la façon dont je cheminerai sur le fil reliant les deux extrémités de mon histoire. Ce chemin, je désirais le faire avec attention, en mettant toute ma présence si possible dans chaque pas, mais aussi avec légèreté, grâce et joie de vivre. Mon corps s'était brisé sous l'épreuve de vivre des années durant en étant, d'une certaine manière, absente à moi-même. Plus question de remettre ça. Dire que j'avais sérieusement pensé que ma volonté parviendrait à dompter ma nature sans que celle-ci en souffre ! Il n'était pas trop tard encore pour changer tout ça et revenir à moi. Cela étant, je n'étais pas seule. François devait accorder désormais son rythme à la nouvelle donne, agir et se mobiliser plus rapidement, plus durablement aussi, dans la continuité. Serait-il capable de le faire sans se nuire à lui-même ? N'était-ce pas utopique de l'espérer ? Ou bien au contraire devais-je lui faire confiance, comme il me le répétait ? D'autant que les mois avançant, mon énergie était de plus en plus faible malgré l'effet dopant de la cortisone et les assauts de ma volonté. C'était bien à lui de faire et d'entreprendre désormais car, de fait, je n'en étais plus capable, plus comme avant. Je m'en remettais donc totalement à lui.

Amboise, janvier 2014

Ma chère Véronique,

Ta lettre m'a beaucoup touchée. Je suis très heureuse que tu aies pris l'initiative de m'écrire et je me réjouis de pouvoir renouer les fils de notre amitié à laquelle j'étais très attachée moi aussi. Je suis sincèrement désolée d'apprendre que tu es gravement malade et je ne sais trop quoi t'écrire car les mots me paraissent bien dérisoires face à cette épreuve. J'espère néanmoins que cette lettre t'apportera un peu de réconfort et te distraira du quotidien trop souvent pesant des soins et des traitements. Mon fils, qui fêtera cette année ses 18 ans, prépare le bac et souhaiterait ensuite aller à l'université faire du droit. En plus de mon magasin d'antiquités, je suis membre du Conseil de quartier, d'un club de lecture et Présidente d'une association qui gère une galerie d'art et organise des expositions d'artistes locaux. Tout cela me prend beaucoup de temps sans être toujours aussi gratifiant que je le souhaiterait mais c'est humainement très enrichissant grâce aux personnes intéressantes que je rencontre. La vie de province me plaît bien même si elle a souvent quelque chose d'étriqué qui me fait parfois regretter Paris où pourtant je n'irai pas revivre pour tout l'or du monde. J'aimerais beaucoup que tu m'envoies une photo de Quentin, à 23 ans le voilà devenu un homme. Est-il toujours très sportif ? Parvient-il à venir vous voir régulièrement ? Je suis allée voir sur Internet votre propriété qui est vraiment magnifique mais j'imagine combien son entretien exige un travail titanesque et harassant pour vous deux. J'espère que tu pourras reprendre assez de forces pour la saison à venir et que tes résultats médicaux seront très encourageants. Même si cela peut sembler peu de chose, sache que je pense à toi et te soutiens de toute mon affection sincère.

Je t'embrasse bien fort en attendant d'avoir à nouveau le plaisir de te lire.

Hélène

Au fur et à mesure que se succédaient les séances de rayons, ma peau se mit à présenter des brûlures. Elle partait en lambeaux et fut rapidement à vif sur la zone du torse et surtout à la base du cou, à l'emplacement correspondant à la tumeur du poumon. Les pansements aqueux que l'on me prescrivit me soulagèrent très efficacement et, comme nous étions en hiver, il me suffisait de porter une écharpe pour que rien de tout cela ne soit visible. La crème Vitamerfen, que j'avais découverte en Suisse, cicatrisa les plaies de façon stupéfiante et ce problème ne fut bientôt plus qu'un mauvais souvenir. Mais il me fallut durant de longs mois encore appliquer quotidiennement une crème nourrissante et cicatrisante afin d'apaiser le traumatisme cutané.

J'imagine que toute personne touchée par le cancer entend parler, à un moment ou un autre de son parcours thérapeutique, de médecines alternatives. Certains médecins recommandent d'ailleurs de faire appel à un magnétiseur pour enlever le feu des rayons par exemple. Cela donne en effet d'excellents résultats. L'oncologue m'avait donné l'adresse d'une femme à Toulouse dont la réputation n'était plus à faire. En plus de l'apaisement des brûlures, les séances de magnétisme m'apportaient une meilleure perception de mon ressenti, un recentrage sur moi-même et sur mes énergies, me permettant ainsi de mieux les employer. Vu qu'il ne m'en restait plus guère, c'était juste essentiel de bien les gérer.

Je m'étais mise depuis longtemps à chercher des informations sur Internet, aussi bien au sujet des cancers que j'avais, que sur les nouveaux traitements, les pronostics, etc. Dès que l'on cherche un peu, on tombe sur des milliers de témoignages, des photos, des sites et des blogs qui parlent des dernières avancées de la recherche, des médecines naturelles, qui critiquent aussi parfois les traitements à base de chimiothérapie et encensent les approches en tous genres, de la médecine ayurvédique à celle des guérisseurs hawaïens. On trouve aussi des recommandations enthousiastes pour les gélules de racine de pissenlit, l'Artemisia annua et le curcuma, la vitamine C à forte dose, l'Alœ arborescens, les noyaux d'abricots, etc. Comment ne pas prêter l'oreille à toutes ces médecines douces, parallèles ou étrangères lorsqu'en tant que malade vous n'avez qu'une idée en tête : guérir, par tous les moyens ? Pour ma part, j'ai à peu près tout essayé ! J'ai commandé des gélules de pissenlit, de curcuma et d'Artemisia annua à forte concentration, j'ai consulté les travaux controversés de Mikro Beljanski et pris les gélules préparées selon ses principes à base d'écorce de Pao Pereira et d'extrait de Ginkgo doré biloba. J'ai fait des injections d'Iscador, un extrait de gui stimulant le système immunitaire. J'ai aussi fait de l'acupuncture, de la visualisation positive, de la relaxation, de la méditation, éliminé les produits laitiers et le sucre, privilégié les produits bio, mis du curcuma dans presque tous mes plats, enlacé des arbres pour me connecter aux forces de la terre… Cela ne m'a pas fait de mal à défaut de me guérir ou de me faire vraiment du bien de manière constatable et objective. Je peux dire toutefois avec certitude que ça a contribué à mon bien-être et à la qualité de mon état d'esprit car en prenant soin de moi ainsi, j'avais le sentiment très gratifiant de faire ma part en complément de ce que faisaient les médecins et les traitements allopathiques reconnus.

Par contre, au fil des mois, j'ai assez vite cessé de chercher des informations vraiment scientifiques sur les cancers dont je souffrais, sur les thérapies possibles, les avancées de la recherche et les pronostics car tout ça était au final contre-productif pour mon moral. Je me souviens d'avoir été terriblement bouleversée, quelque temps avant mon opération, par des photos de mastectomies, j'ai été mal à en avoir des haut-le-cœur. Dans l'ensemble, la lecture des thèses les plus récentes, des comptes-rendus d'essais thérapeutiques, d'articles présentant les dernières pistes prometteuses telles l'immunothérapie ou les nanotechnologies, tout cela finissait inévitablement par m'inquiéter ou me décourager en me faisant réaliser combien la recherche, certes, progressait de manière spectaculaire mais que la plupart de ces avancées susceptibles de me sauver parmi tant d'autres n'en étaient encore qu'au stade des tests cliniques voire des études en laboratoires et ne seraient probablement pas exploitables avant plusieurs années. Il était donc peu probable que je puisse en bénéficier à moins d'avoir la possibilité d'intégrer rapidement un protocole d'essais thérapeutiques. Bientôt, plus tard, tous ces nouveaux traitements sauveront ou prolongeront durablement des vies, mais ce seront d'autres vies que la mienne.

« Peut-être saurions-nous trop de choses si nous savions tout ce que nous savons. »
Maurice Maeterlinck

Fin du protocole de soins

Durant tout ce temps, François m'enveloppa littéralement d'amour, de tendresse et de douceur. Plus encore après l'ablation du sein. Il ne voulait pas que je doute un seul instant de ses sentiments et de son attachement. Ses prévenances d'amoureux constituèrent un véritable rempart derrière lequel je fus continuellement protégée de tout ce qui m'aurait pris une énergie qu'il me fallait consacrer à guérir. Au milieu de la tempête, mon homme sut créer et préserver un havre de sérénité où je me sentais bien et sauve, quelles que fussent les circonstances. J'étais parfaitement consciente d'avoir à mes côtés quelqu'un de tout à fait exceptionnel. Quant à moi, je faisais de mon mieux, malgré les douleurs et la fatigue, pour rester coquette, soigner mon apparence et mettre en valeur ma féminité. Pour ne pas négliger également les besoins de François, rester à son écoute, valoriser tout ce qu'il faisait pour moi et l'en remercier. Car j'étais tout à fait consciente que même si François souhaitait plus que tout être à mes côtes, rien de tout cela n'allait de soi, rien n'était facile ou évident mais que tout reposait sur un amour immense, sur des efforts constants et soutenus, sur une vigilance de chaque instant et une indéfectible volonté, toutes choses qui se cultivaient et s'entretenaient au quotidien.

Au fil des jours, des semaines et des mois rythmés par le protocole de soins, je me mis à considérer ma maladie sous un angle différent : ce n'était plus le cancer qui me possédait mais moi qui possédais cette maladie. Il ne faisait rien de moi, je faisais quelque chose de lui. Je décidais d'ailleurs quotidiennement d'en faire quelque chose d'édifiant.

J'employais avec application l'algodicée dont parlent les penseurs grecs afin de rendre fructueux et de trouver un sens aux moments difficiles que je traversais. J'opposais tous les jours au cancer, à mes accès de découragement ou à mes larmes, une réponse qui se voulait la plus joyeuse, optimiste et légère possible. Cette façon de voir débarrassa progressivement ma maladie de ses connotations morbides et m'apaisa profondément sur la durée. Ainsi, je ne pouvais que constater qu'il avait fallu que le cancer me frappe sans ménagement, sous une forme particulièrement agressive, pour que me reviennent violemment le goût et l'appétit de vivre, pour que je me souvienne de l'émerveillement que peut être la vie, combien cet émerveillement est exaltant et combien l'ivresse qu'il procure est voluptueuse, comme il peut nous emplir de plénitude et d'une joie incomparables. Presque incommunicables. Pourtant, aussi indicible que ce fut, je jetais tous les jours sur le papier mes impressions et, de cahier en cahier, je finis par rassembler assez de matière pour envisager la rédaction d'un témoignage complet sur mon parcours avec le cancer. Ce que je ne parvenais pas toujours à dire aussi bien que je l'aurais voulu, je l'écrivais.

Je terminais les rayons en février et rentrais donc à la maison. Il ne me restait plus que deux chimios à faire, la dernière étant prévue début mars. Si tout continuait comme ça, nous allions pouvoir ouvrir début avril, comme chaque année depuis trois ans. J'avais fréquemment des acouphènes qui surgissaient brusquement et me vrillaient l'oreille très douloureusement. Et j'entendais moins bien aussi certaines fréquences. Le Cisplatine est réputé pour occasionner ce genre d'effets indésirables. À l'issue du protocole, je fus donc envoyée chez un médecin ORL qui me fit passer un audiomètre et constata que mon ouïe avait effectivement un peu baissé. Ça n'était pas vraiment invalidant mais c'était une lésion irréversible. J'ai également commencé à tousser au cours de la 3e chimio et c'est allé en s'amplifiant au fil des mois. Un scanner fut pratiqué mi-mars, lequel révéla un poumon radique, un classique selon les médecins. Les rayons avaient bien brûlé la zone de la tumeur et même un peu au-delà, créant du même coup une inflammation importante des bronches. D'après la radiologue, il faudrait un peu de temps pour que tout ça se résorbe et s'apaise. En attendant et dans l'idée de soulager les symptômes, on augmenta mes doses quotidiennes de cortisone à 60 mg et un sirop codéiné me fut prescrit afin de calmer les quintes de toux.

Pour l'équipe médicale, le protocole de soins était désormais achevé et de manière satisfaisante. On était en droit d'espérer que les rayons aient bien agi tel un scalpel et que les chimios avaient détruit les cellules cancéreuses du poumon, me laissant donc un bon sursis devant moi. L'oncologue me prescrivit une hormonothérapie visant à limiter les risques de récidive du cancer du sein. Ce traitement consistait à prendre tous les jours un cachet de Tamoxiphène sur une durée de cinq ans. À l'avenir, il me faudrait également faire des scanners de contrôle tous les trois mois et suivre bien sûr l'évolution de l'inflammation du poumon. Rendez-vous fut pris pour un bilan plus important à la fin de l'été, dans six mois.

Rambouillet, mars 2014

Très chère Véronique,

Je m'offre une pause pour t'écrire car voilà plus d'une heure que je couds les étiquettes sur les vêtements – et surtout les chaussettes ! – des enfants qui partiront en colonies de vacances dans les Pyrénées à Pâques. J'ai beaucoup pensé à toi toutes ces dernières semaines car tu arrives enfin au bout de ces interminables mois de traitements et ça me fait plaisir d'imaginer ton soulagement. François et toi allez pouvoir souffler un peu avant de démarrer une nouvelle saison. Mais j'espère que tu ne te surmèneras pas car si votre travail est important, ton capital santé l'est encore plus.

Depuis que mon époux a pris la présidence du Club de tennis, nos journées sont encore plus remplies, ce qui est peu dire. Quel boulot ! Je n'avais pas pensé que ce rôle pouvait prendre autant de temps, sans compter les conversations à la maison qui ne portent plus que sur ça ! Tu me diras, pendant ce temps là, nous ne disons pas du mal des voisins !... Je prends plaisir à jouer à la secrétaire particulière – très particulière ! – du Président car, tu me connais, j'aime bien avoir plein de choses à faire. Je continue d'ailleurs à développer mon projet d'atelier et réfléchis à la meilleure façon de vendre mes créations. J'aimerai beaucoup que tu me dessines un logo sobre et élégant, qui me fera penser à toi à chaque fois que je le regarderai. Est-ce que tu serais d'accord ? J'ai aussi prévu divers travaux pour la maison qui n'attendent que les beaux jours, dont notamment quatre volets à peindre. Les journées sont trop courtes !

Tu m'as écrit récemment que tu réfléchissais ainsi que François à une reconversion, ce qui me paraît en effet raisonnable autant que nécessaire. J'ai une copine qui a nos âges et qui suit actuellement une formation de décoratrice d'intérieur, je lui demanderai de me dire comment ça se passe. As-tu pensé à certains métiers paramédicaux qui bénéficient d'une formation relativement courte et peuvent se pratiquer un peu partout ? Y a-t-il un domaine professionnel dans lequel tu t'imagines plus volontiers ?

J'espère que nous pourrons nous voir bientôt, peut-être même avant votre ouverture si tu te sens assez bien pour venir passer quelques jours à Paris. Mais sinon, nous viendrons vous retrouver cet été au plus tard, à la fin de nos vacances en Périgord. J'ai hâte ! Allez, je vais terminer cette corvée des étiquettes et boucler les valises des enfants. Je t'embrasse très fort ainsi que ton mari. N'oubliez pas de penser à nous quand vous fêterez la fin de tes chimios avec une bonne coupe de Champagne !

Véronique

Avril 2014. Une nouvelle saison touristique s'annonçait, j'avais de l'enthousiasme, pas mal d'énergie et j'étais animée par l'envie de réussir dans les meilleures conditions notre nouveau changement de vie. La propriété était désormais en vente et je ne doutais pas qu'avec les beaux jours les visites seraient nombreuses. Avec un peu de chance, qui sait, peut-être pourrions-nous déménager pour l'automne et entamer un nouveau chapitre de notre vie ? Je savais que le sablier n'avait pas cessé de s'écouler, que la maladie avait perdu du terrain mais qu'elle était toujours là, tapie quelque part au tréfonds de mes cellules, et donc il n'y avait pas de temps à perdre pour réaliser ce que nous souhaitions.

Nous étions de nouveau au printemps, exactement un an après le premier diagnostic et j'avais vraiment l'impression, après tant d'épreuves, de vivre une renaissance. Pour ce premier cancer-anniversaire, j'étais enfin débarrassée du rythme contraignant des traitements, des allers-retours sur Toulouse, des injections, des effets secondaires et j'allais pouvoir profiter plus librement de ma vie. Autour de moi, tout me paraissait nimbé d'une lumière enveloppante, de ces lumières qui théâtralisent la moindre scène, le moindre instant du quotidien. Je ne me préoccupais guère des temps à venir, je ne regardais pas du côté des ombres qui planaient toujours sur ma vie, je ne vivais que pour ces heures douces et prometteuses du printemps, consciemment oublieuse de l'hiver, cette saison si rude et terriblement plus exigeante qui ne manquerait pas de venir évidemment un jour ou l'autre.

Bien des choses avaient changé. Avant le diagnostic de mes deux cancers, j'étais vivante certes mais comme éteinte, absente à moi-même et perdue. Une grave dépression me clouait au sol depuis trois longues années, depuis que nous nous étions lancés dans une nouvelle vie qui, dans les faits, ne me correspondait absolument pas. Je n'arrivais pas à faire le deuil de notre vie à Lausanne, de tout ce qu'elle recelait et représentait pour moi. J'étais née à Paris et y avait vécu trente-cinq ans mais la Suisse devint immédiatement mon pays de cœur, ma deuxième patrie. Je m'y sentais naturellement bien et depuis que nous l'avions quittée, elle me manquait terriblement. J'avais laissé là-bas une part de moi-même, au bord du lac Léman. Mon fils aussi me manquait et rien ne comblait cette absence. J'étais nostalgique également du milieu culturel et professionnel dans lequel j'avais évolué durant plus de trente ans. Bien qu'ayant beaucoup apprécié d'avoir eu carte blanche pour la décoration du Moulin ainsi que pour le fleurissement paysagé du jardin, je m'épuisais physiquement à la tâche car la maison était gigantesque. Nous étions deux là où quatre personnes au moins auraient été nécessaires. Ce surmenage s'ajoutait à celui que j'avais déjà éprouvé durant les années où j'avais élevé seule Quentin, puis plus récemment au cours de nos cinq dernières années en Suisse durant lesquelles j'avais dû combiner très régulièrement deux mi-temps pour nous permettre de boucler nos fins de mois. Et depuis que nous étions dans le Sud-Ouest, je vivais continuellement sous le joug d'une angoisse liée à la non rentabilité de notre travail. J'avais beau chercher un travail à mi-temps dans mon domaine, je ne trouvais rien. J'étais totalement à bout, je n'en pouvais plus et mon corps a dit stop. De façon très inattendue, la maladie m'a permis d'apprécier à nouveau la vie, de me rendre compte à quel point je désirais ardemment vivre, pleinement, en laissant le moins de place à la tristesse et au désespoir. Pour ça, il s'agissait de faire des choix, de remettre en question la façon que nous avions de vivre depuis notre départ de Suisse. Le cancer avait donc littéralement réveillé la manière que j'avais de vivre et d'être à moi-même. Je n'étais plus résignée. J'avais confiance dans mes capacités d'adaptation et m'efforçais d'habiter désormais consciemment tous les instants de ma vie, même les plus creux. J'avais aussi appris à lâcher prise, à faire preuve de souplesse vis-à-vis de moi-même et des autres, à ne plus agir exclusivement de façon volontariste. Le cancer était devenu pour moi une opportunité extraordinaire d'évoluer, d'approfondir le sens de la durée dont je disposais ici bas afin de tirer le meilleur parti du temps qu'il me restait et dont j'ignorais finalement, comme chacun de nous, absolument tout. C'était une expérience qui m'enrichissait désormais chaque jour et qui me permettait de découvrir des facettes de la vie dont j'ignorais tout jusque-là. La maladie n'avait pas fait que me meurtrir, elle avait été aussi féconde et avait contribué jour après jour à me transformer. Elle me conduisait à fouiller en moi et à toucher au vrai. Grâce à elle, je m'étais aguerrie mais sans m'endurcir pour autant. Au contraire, je portais une attention plus soutenue aux autres, je comprenais mieux leurs craintes, leurs souffrances et leurs désarrois. Je les acceptais mieux dans leurs différences et ma compassion envers eux était plus grande. D'une manière générale, mes relations avec les autres étaient beaucoup plus investies qu'auparavant. Comme je ne voulais pas que cette épreuve m'anéantisse, j'avais appris à lutter sur la distance et cela m'avait rendue du coup plus endurante. Ne dit-on pas que tout ce qui ne nous tue pas nous rend plus forts ? En me confrontant à ce qui dans cette situation me dépassait, je m'en étais trouvée grandie. Regarder la mort en face m'avait conduite à faire un grand ménage dans de vieilles certitudes et des idées reçues, à mieux me connaître, à me débarrasser de mon armure aussi et à ne plus être perpétuellement sur la défensive. Supporter les petites et grandes souffrances inhérentes à ce type de maladie m'avait également permis de dépasser ce dont je me croyais jusque-là capable mais parfois, aussi, d'accepter d'être arrivée au bout de ce que je pouvais donner et supporter, sans me juger. D'accepter pleinement sans renoncer pour autant. Au fil des mois, cela a donné un sens plus profond à la vie que je menais et m'a permis progressivement d'accepter d'être malade sans pour autant ne jamais me résigner. La maladie m'a tout simplement rappelé une évidence que nous passons notre temps à oublier avec insouciance : le temps nous est compté, tout peut s'arrêter demain, et même là, à la seconde où vous lisez ces lignes. Il n'y a donc pas de temps à perdre et il ne faut aucunement ménager nos efforts pour vivre à la mesure de ce que l'on souhaite. Pour célébrer chaque jour tout ce qui fait le prix de la vie. Vivre, le plus intensément possible, avec joie et légèreté, aller vers ce qui nous appelle, vers ce qui nous correspond et nous permet d'exprimer nos talents singuliers. Prise ainsi, la maladie est une extraordinaire leçon de vie et elle procure des bénéfices assez mirobolants. Grâce à elle, j'ai pris conscience de ne plus pouvoir reporter les choses essentielles que l'on néglige sans cesse dans le tourbillon quotidien de nos vies, par exemple de développer ma liberté intérieure, d'être le plus possible en paix avec moi-même et ne plus avoir peur de mes émotions, de mes sentiments, de la souffrance et, même si possible, de la mort. En tout cas, avec les bons et les mauvais jours, je m'y employais assidûment, c'était le but, l'idéal vers lequel je tendais. J'osais enfin dire que je les aimais à tous ceux qui m'étaient proches, leur dire combien sans eux ma vie ne serait pas aussi belle et riche, je leur exprimais ma reconnaissance et ma gratitude, simplement, sincèrement. Parce qu'il y a des choses qui vont sans dire mais que ça va quand même mieux en les disant ! Je n'avais plus honte de pleurer ni de me montrer faible ou vulnérable. Mes émotions étaient même devenues des guides que je m'efforçais de suivre quotidiennement avec humilité. Elles m'apprenaient beaucoup sur moi-même, sur ce qui m'harmonisait ou au contraire me blessait et m'amenait à me trahir. Je revenais donc à moi un peu plus chaque jour, faisant l'expérience d'un savoir que je découvrais mais qui, j'en avais la conviction maintenant, avait toujours été là en moi et que j'avais pressentie plus d'une fois sans parvenir à le comprendre. Un savoir parfois encore confus, fait de transcendance, de spiritualité et de confiance dans la capacité qu'a la vie de nous permettre de trouver notre propre chemin d'édification dans quelque dimensions et situations que ce soit.

Lorsque nous ouvrîmes, le 1er avril 2014, j'avais quotidiennement des quintes de toux chroniques qui parfois me conduisaient à la limite de l'étouffement. Il m'arrivait aussi d'avoir des hauts le cœur, l'impression que mon estomac se retournait. Tout changement de position entraînait une période plus ou moins longue de toux. Dès que je faisais un lit, que je pliais du linge ou que je balayais, la toux me prenait et ne me lâchait qu'après de longues et pénibles minutes dont je sortais essoufflée et totalement épuisée. Au fil des semaines, je me mis également à tousser la nuit. Bref, c'était devenu continuel. J'avais l'intuition de plus en plus forte que quelque chose n'allait pas comme il le fallait. La cortisone, dosée à 60 mg et censée limiter l'inflammation et la toux, m'avait vraiment rendue méconnaissable et ne semblait même pas agir efficacement. Bouger normalement devenait difficile, mes articulations étaient douloureuses, j'avais constamment le souffle court et mon cœur s'emballait. Accomplir les tâches quotidiennes était désormais très éprouvant, j'avais une perte musculaire impressionnante et mettais de plus en plus de temps pour faire quoi que ce soit. Le lymphœdème du bras était aussi très handicapant, il me fallait presque oublier que j'avais un bras gauche et m'en servir le moins possible ! De fait, je n'arrivais plus à porter la moindre pile d'assiettes ou un plateau de petit-déjeuner. Enfin, le traitement hormonal et la ménopause brutale qu'avaient suscités les chimios n'arrangeaient rien. Ma taille s'était épaissie, j'avais des bouffées de chaleur toutes les quinze minutes, des douleurs musculaires et articulaires, des maux de tête… Toujours aussi bienveillante, Maman revint de nouveau une semaine par mois pour effectuer le repassage, travaillant avec une détermination impressionnante. Elle finit toutefois par développer une raideur très douloureuse de la nuque à force de demeurer si longtemps debout, penchée sur la table à repasser. Je devais continuellement la surveiller pour l'obliger à faire des pauses et ruser afin de lui dissimuler les piles de linge qu'il restait car rien ne l'arrêtait ! Je m'en voulais terriblement de ne pas parvenir à me débrouiller toute seule et d'être à l'origine d'une si grande fatigue pour elle. Elle était à l'âge où c'était à moi de prendre soin d'elle et de la soulager du poids des tâches domestiques. Au lieu de ça, pleine de sollicitude, elle traversait toute la France en train pour venir nous aider à faire face à une charge de travail qui désormais nous dépassait totalement.

Paris, mai 2014

Chère Véronique,

Voici une carte illustrée de produits et outils de jardin d'autrefois pour toi, mon amie jardinière ! J'espère que tu mesures raisonnablement tes forces et que tu n'en fais pas trop au potager malgré l'impatience que tu as de voir toutes tes plantations refleurir et s'épanouir. Quand je vois ce qu'exigent de moi mes deux modestes jardinières, je suis très admirative de ce que tu fais dans ton jardin. À propos de jardin, je suis allée il y a quelques jours me promener sur une longue bande aménagée et fleurie par « Les Jardins du Ruisseau » et qui surplombe les voies de la Petite Ceinture. Il y avait une vigne, un poulailler, des framboisiers, des carrés cultivés par les écoles du quartier… C'était très dépaysant, avec un certain charme mélancolique. Je suis certaine que cela t'aurait beaucoup plu et j'aurais bien aimé que tu sois avec moi durant cette jolie ballade. Merci pour ta dernière lettre, riche de nouvelles à la fois bonnes et un peu préoccupantes pour certaines. Parviens-tu à apaiser cette toux chronique qui te fatigue tant ? Que dit ton médecin ? Il paraît que cette année, la charge de pollen dans l'air est particulièrement importante, et vu tous les magnifiques arbres que vous avez au Moulin ça ne doit pas arranger les choses pour toi au niveau respiratoire. J'espère que tu trouveras un remède pour te soulager et te permettre ainsi de passer le meilleur été possible. Je serai avec toi par la pensée pour ton anniversaire, le 21 mai prochain. Tu m'as dit que ta maman serait là, sans doute en profiterez-vous pour aller dîner dans un restaurant sympa ? Je garde un très joli souvenir de celui où nous étions allées l'an dernier, dans la belle bastide à quelques kilomètres de chez vous. Je te souhaite que cette journée particulière soit douce et paisible. Pense à lever ton verre à notre amitié et aux meilleures choses qui puissent t'arriver maintenant que tu as achevé le long marathon de tous tes traitements. Au sujet des traitements, l'article que j'ai joint à cette lettre m'a emplie d'espoir, cette « immunothérapie » semblant offrir des pistes très prometteuses dans le traitement de certains cancers et dont tu pourrais sans doute bénéficier là où tu es suivie à Toulouse ?

Je viens d'achever un roman japonais désopilant qui pourrait beaucoup te plaire, je crois : Les Remèdes du docteur Irabu *de Hideo Okuda. J'y ai appris, entre autres choses surprenantes, qu'en japonais le même mot désigne à la fois « un metteur en scène » et « un entraîneur sportif » ! Très beau et fort roman lu également récemment,* Les Solidarités mystérieuses *de Pascal Quignard, dont l'écriture limpide m'a séduite avec notamment ses descriptions magnifiques de la Bretagne, que nous aimons tant toutes les deux, et la manière dont le personnage principal vit en symbiose avec cette nature. Autre remonte moral que je te recommande si tu ne l'as pas déjà vu :* La Part des anges *de Ken Loach que j'ai revu le week-end dernier au cinéma avec une amie venue de Lisbonne passer quelques jours à Paris. Je terminerai enfin avec ce remède contre la mélancolie entendu à la radio ce matin : sous la douche, tirer la langue pour la faire chatouiller par l'eau qui ruisselle !*

Je t'envoie tout le jaune des fleurs de mes balconnières, le beau vert profond des arbres du Jardin du Luxembourg où je suis allée me promener hier et surtout toute mon affection.

Je t'embrasse très fort ainsi que François.

Claudia

Lors d'un contrôle ordinaire en juillet, l'oncologue spécialiste du poumon conclut qu'il y avait peut-être autre chose, que l'inflammation due aux rayons s'étant désormais calmée, la toux qui continuait à me gêner pouvait provenir d'un asthme, ou d'une bronchiole qui s'était coudée à proximité des tissus cicatriciels. Elle m'adressa donc à un pneumologue afin d'en savoir plus car elle, en tant qu'oncologue spécialiste du poumon, était 100 % cancérologue et ne s'occupait pas globalement de l'organe lui-même. J'aimais beaucoup cette femme, elle parlait vrai, clairement, n'était jamais avare de son temps lors des consultations et se montrait toujours très réactive dans les prises de décisions. J'étais en totale confiance et envisageais tout ça sans appréhension.

Et dire qu'en mars je me réjouissais à l'idée d'être un peu tranquille et tenue éloignée des médecins avec la fin des traitements… En fait, entre les examens de contrôle à l'hôpital tous les 3 mois, les consultations chez le généraliste pour tenter d'apaiser la toux et les rendez-vous chez le pneumologue, je n'ai pas cessé de voir des médecins d'avril à octobre 2014 ! Je n'ai pas eu de répit. Il existe des batailles durant lesquelles il n'y a pas de trêve.

« Je ne crains pas de mourir, j'ai peur de ne pas avoir assez vécu. »
Nemo Nobody

Récidive

Le pneumologue que je rencontrai en octobre avait été oncologue durant plusieurs années et sa réputation était excellente. Il commença par constater mon immense fatigue et mes cernes très violacés. Il suspecta immédiatement des apnées du sommeil. Les tests que j'effectuai confirmèrent cette hypothèse : j'en faisais de 42 à 67 par heure ! Dans les jours qui suivirent, je fus équipée pour dormir d'un appareil à pression positive continue (PPC). Avec le masque, j'avais l'air d'un pilote de Rafale et rien n'était moins sexy que cet équipement ! Mais, au bout d'une semaine, les résultats étaient stupéfiants : je me sentais bien plus reposée lorsque je me réveillais le matin, j'avais plus d'énergie et mes cernes avaient déjà un peu diminué.

Je respirais donc beaucoup mieux la nuit mais la toux persistait néanmoins. Comme les corticoïdes locaux ne me procuraient aucune amélioration significative, le médecin décida d'effectuer une endoscopie bronchique afin de voir, de l'intérieur, ce qui pouvait être à l'origine de cette toux. Il pouvait y avoir un point de compression, un abcès, il fallait aller y regarder de plus près. C'est très sereinement que je subis cette bronchoscopie, sous anesthésie générale cette fois-ci.

Le médecin nous reçut fin octobre pour nous communiquer les résultats : il y avait des cellules cancéreuses dans les prélèvements. Il pouvait s'agir aussi bien de reliquats de la tumeur primitive que d'une récidive, ça ne changeait rien de toute façon selon lui.

Ainsi, moins de 6 mois après la dernière chimio, je faisais une rechute.

Comme je lui demandais d'être précis quant au pronostic, le médecin ne nous cacha rien de la gravité de la situation. Ses propos furent même très clairs :

« Madame, il est temps que vous mettiez vos affaires en ordre car les mois à venir sont désormais très incertains. Tout peut aller très vite, entre six mois et une année. »

Une lame, acérée et froide, me traversa de haut en bas et je fus parcourue de frissons. Je n'aurais pas été surprise d'entendre sonner le glas. Mon regard se perdit dans le paysage qui se découpait dans la fenêtre du bureau et je songeais que, dans certaines circonstances, les ciels les plus ordinaires pouvaient paraître étonnamment purs et inspirants. Les yeux perdus dans ce rectangle bleu, je m'échappais, incapable d'accepter aussi brutalement ma nouvelle réalité. C'est François qui posa la question de ce qu'il fallait entreprendre car je constatais, stupéfaite, que je n'avais plus de voix. Et plus envie de quoi que ce soit non plus. Je ne versais pas une larme cependant, comme si je n'en avais plus.

Düsseldorf, octobre 2014

Ma chère petite Véronique,

Je pense à toi de tout mon cœur qui viens d'apprendre que le cancer récidivait et qu'il fallait donc reprendre les traitements. J'espère que lorsque tu liras ma lettre tu seras, malgré tout ça, en « bonne forme ». C'est très difficile, je sais. Mais surtout garde bon espoir et aie confiance dans la médecine, il y a tous les jours de nouvelles découvertes, des pistes très encourageantes qui permettent aux malades que nous sommes de vivre mieux et plus longtemps. Le mot espoir doit à tout prix rester dans notre vocabulaire ! Je serai très heureuse que tu me parles un peu du manuscrit que tu écris et dont tu m'as parlé dans ta dernière lettre. Pour ma part, je poursuis l'écriture du livre que j'ai commencé pour mes petits-enfants et cela m'occupe beaucoup tout en me changeant les idées lorsque je ne me sens pas très bien, surtout le matin. Écrire pour moi, c'est d'abord le plaisir des mots et de l'imagination, celui de pouvoir développer un sujet et bien sûr de transmettre quelque chose de très personnel à mes petits-enfants. J'ai peint aussi tout récemment un paysage de la région des Marches avec au fond les Apennins enneigés car comme toi j'aime énormément l'Italie. Je suis assez satisfaite du résultat, la peinture est pour moi une quête infinie de nuances colorées pour traduire la magie de la lumière. C'est aussi très apaisant. Nous partageons toutes les deux le goût de l'art et des belles choses, ce sont des sources de bonheur et d'inspirations merveilleuses. Il y a tant de petites choses toutes simples, comme de sourire malgré tout, qui transforment pour quelques instants un moment difficile. Je l'inculque à mes petits-enfants car ce sont vraiment des clés précieuses pour la vie.

Mille baisers pour toi et pour François, que j'admire beaucoup. Je te souhaite tout le courage nécessaire pour le nouveau protocole de soins et je suis en pensées avec toi.

Claudy

D'abord, prendre rendez-vous avec l'équipe d'oncologie puis définir un nouveau protocole. En sachant que cette nouvelle série de chimios serait, d'après les médecins, strictement à visée palliative et non plus curative. Nous devions désormais tout faire pour contenir la progression de la tumeur et du cancer, idéalement la faire régresser. Mais l'éradiquer n'était plus raisonnablement envisageable. L'opération étant impossible et vu que je ne pouvais recevoir d'autres rayons sur cette zone, il ne restait plus que l'arsenal chimique pour tenter de gagner du temps.

Brassac, novembre 2014

Ma bien chère Cousine adorée,

Je t'avais promis de te donner des nouvelles dès que nous aurions les résultats de la bronchoscopie. Alors voilà : mes derniers examens nous ont appris que je faisais une récidive du cancer du poumon. Malgré le matraquage des rayons et des chimios, les cellules cancéreuses prospèrent donc à nouveau. Pour le pneumologue, c'est ce qui est à l'origine de la toux chronique qui me handicape tant depuis des mois même s'il n'exclut pas complètement un phénomène mécanique. Il faut espérer que les traitements, s'ils ne peuvent malheureusement pas faire disparaître la tumeur, agiront en tout cas sur cette toux et contiendront le développement du cancer. Si nous arrivons à ça, on pourra déjà se réjouir nous a-t-il dit.

J'ai tellement mobilisé de volonté et d'énergie à combattre la maladie en croyant à un possible miracle que j'ai de la peine à accepter cette nouvelle situation. Je n'ai pas eu de répit depuis la dernière chimio et, déjà, il me faut envisager un autre protocole de six chimios. Des mois difficiles sont encore devant nous et je t'avoue que j'aspire de plus en plus à avoir la paix. Ma première réaction a été de vouloir tout plaquer, tout abandonner. Je voudrais partir très loin, le plus loin possible de la maladie, des médecins, de l'hôpital, de la maison. Je me sens très découragée et ça me fait peur de me confronter à nouveau à l'épreuve des chimios. Alors, une fuite en avant, ça aurait du bon… Mais je sais bien que demain, ou après-demain, la rage de vivre reprendra le dessus et ma combativité refusera de baisser sa garde. Toutefois, nous allons partir quelques jours en Italie, pour changer d'air, d'ambiance et d'horizon. Vu que je ne pourrai probablement plus bouger durant les chimios, autant en profiter tout de suite pour prendre des vacances plus que méritées et recharger un peu nos batteries. Travailler cet été a exigé vraiment beaucoup de nous. Trop peut-être.

Je n'ai encore rien dit à Maman, rien non plus à Quentin. Alors qu'il effectue une magnifique rentrée cette année, que tout semble enfin aller bien pour lui, voilà que je vais à nouveau débouler avec mes mauvaises nouvelles, risquant de mettre à mal ce bel équilibre tout neuf. Je ne m'y résous pas. Comme il doit venir pour Noël, je préfère attendre et lui parler de tout ça de vive voix. J'ai le sentiment que ce sera moins difficile pour moi de lui parler ainsi directement et, pour lui, de recevoir ces paroles inquiétantes en étant dans mes bras. Quant à Maman et Max, c'est un nouveau coup que je vais leur porter et ça m'afflige totalement…

J'espère que tu me donneras bientôt des nouvelles de toute ta petite famille. Est-ce que tout se passe bien pour Antoine cette année ? Est-il heureux dans son travail de coach sportif ? Je sais que Philippe se débrouille à merveille dans la mécanique et que ça doit suivre son cours mais tu m'avais parlé de son projet de racheter le garage de son patron. Qu'en est-il finalement ? Quant à Benoît, toujours épanoui dans la construction bois j'imagine. Quelle belle réussite cette reconversion ! Penser à vous me remplit de joie et d'optimisme à chaque fois. Car malgré les obstacles et les difficultés inhérentes à la vie, vous dégagez une sacrée joie de vivre et un amour partagé qui font chaud au cœur. Je vous admire vraiment beaucoup tous les deux, vous êtes un bel exemple pour vos enfants et pour votre entourage. Personnellement, ça me donne de l'espoir et l'envie d'avancer encore, un peu plus loin.

Je t'adresse tout plein de pensées pleines de tendresse ma belle cousine et je t'embrasse très affectueusement ainsi que Benoît et les garçons.

À bientôt, au téléphone sûrement !

Véronique

Je ne cessais de me répéter que ce n'était pas parce qu'il était improbable que je guérisse ou que je gagne un long sursis que c'était pour autant impossible. Il me revenait sans cesse à l'esprit une phrase d'Ella Maillart, aventurière suisse des années trente : « L'impossible recule devant celui qui avance ». Je voulais continuer à avancer, envers et contre tout. Toujours cette volonté de garder la maîtrise des évènements, cette volonté de puissance… Pourtant, parfois, je n'en menais pas large. Très souvent, je me disais que je fanfaronnais, que je faisais la brave pour masquer ma peur. Tous les soirs je doutais et je reprenais néanmoins les armes tous les matins. J'avais parfois l'impression d'être dans ce qu'on nomme une situation désespérée, type Fort Alamo, quand on jette toutes ses forces dans la bataille, qu'on brûle même tous ses vaisseaux et qu'acculés, dos au mur, sans aucune autre issue possible, en sachant très bien que l'ennemi est nettement supérieur en nombre et en force, on se bat avec rage et acharnement, sans baisser les bras, jusqu'au dernier moment. Mais pourquoi donc agir ainsi ? À cause d'une sorte de déviance de l'instinct de survie ? Pour donner un sens à sa mort ? Pour vendre chèrement sa peau comme on dit ? Pour l'honneur ou pour la gloire ? Je me demandais de plus en plus souvent si tout ce vocabulaire guerrier, toutes ces comparaisons avec le combat, étaient vraiment adaptées à mon cheminement personnel avec le cancer. Ne s'agirait-il pas plutôt désormais de m'abandonner et même de me soumettre ? N'y aurait-il pas quelque chose de voluptueux à laisser gagner la mort sans plus combattre ? À pouvoir déposer les armes, respirer calmement, regarder en face la faucheuse et rester sereine, ne rien redouter, ne pas trembler et laisser faire. Puisque de toute façon il faut bien vivre ce moment, d'une manière ou d'une autre, un jour ou l'autre.

Je fis avec diligence ce que le médecin m'avait conseillé et je mis donc mes affaires en ordre. J'aurais d'ailleurs dû le faire depuis bien longtemps car comme nous le dit le notaire, ce n'est pas de faire son testament qui fait mourir ! Une donation entre époux régla simplement les questions notariales et successorales. Puis, je me mis à faire le tri dans mes papiers et surtout dans mes objets et bijoux préférés afin d'en donner à chacun de mes amis et aux membres de la famille dont j'étais le plus proche. J'établis des listes d'attribution, détaillant surtout ce que je voulais transmettre à mon fils. Je rédigeais également mon testament thérapeutique ainsi que mes souhaits pour la cérémonie des obsèques. Je désirais avant tout faciliter la tâche à François le moment venu et dans cette optique je préparais aussi le texte du faire-part et de l'avis mortuaire. Je fis tout cela avec une lucidité et une distanciation qui me stupéfièrent quelque peu. Pas de sentimentalisme ni d'émotivité, rien que le souci d'être efficace et d'anticiper le mieux possible sur les diverses formalités inhérentes à un décès.

« Le temps passé n'est plus, l'avenir encore n'est pas.
Et le présent languit entre vie et trépas. »
J.-B. Chassignet

Parenthèse italienne

Avant de décider quoi que ce soit, avant d'envisager une éventuelle nouvelle offensive contre la maladie, j'ai voulu prendre le large, larguer les amarres qui me retenaient à notre lieu de vie que je finissais par ne plus supporter. Partir en Italie, m'immerger dans les beautés de ce pays que j'aimais tant, dans la musicalité prodigieuse de sa langue, fuir vers un ailleurs dont je connaissais le puissant pouvoir de transmutation intérieure, c'est tout ce que je souhaitais. Me faire plaisir, me faire du bien, profiter. Faire un dernier et inoubliable voyage avec l'homme de ma vie, me remplir de belles images, de souvenirs et de puissantes émotions, vivre quelque chose d'exceptionnel, une dernière fois au moins. Une dernière fois encore.

C'était bien sûr totalement déraisonnable car nous allions dépenser les maigres bénéfices de notre saison dans ce voyage. Cet argent nous manquerait à notre retour, inévitablement. Pour vivre aujourd'hui des moments de bonheur, nous nous préparions des heures difficiles demain. Mais voilà, je ne croyais plus en demain. Les linceuls n'ont pas de poches. Et tant pis si nous devions regretter d'avoir été plus cigales que fourmis.

J'hésitais à retourner en Toscane ou à Rome, destinations de rêve que je connaissais très bien et où j'avais déjà une multitude de souvenirs. J'ai redouté une comparaison qui n'aurait été que toxique pour moi entre celle que j'étais jadis et celle que j'étais devenue depuis l'apparition du cancer. J'ai finalement préféré partir dans le Piémont, en Vénétie et en

Émilie-Romagne, régions que nous ne connaissions pas François et moi.

Brassac, novembre 2014

Ma très chère petite Maman et mon très cher Mamax,

Nous sommes dans les préparatifs de notre départ et, avant d'être en Italie, d'où je vous enverrai bien sûr des cartes postales, je voulais vous envoyer une dernière lettre afin de vous donner les toutes dernières nouvelles.

J'ai rencontré hier le pneumologue et rendez-vous est déjà pris pour notre retour afin de commencer une nouvelle chimiothérapie. Je pars avec toute une pharmacopée visant à me soulager le mieux possible de la toux. Je veillerai surtout à ne pas prendre froid car, malheureusement, les prévisions météo ne sont pas excellentes. Nous allons trouver de la grisaille et de la pluie, rien de très surprenant toutefois pour un mois de novembre. Cela m'est bien égal, rien ne saurait gâcher mon plaisir de partir découvrir cette région de l'Italie du Nord, les bords de l'Adriatique vers Ravenne et Venise, puis le Piémont. Me reviennent des souvenirs de cours à l'université et à l'École du Louvre sur les somptueuses mosaïques byzantines du Mausolée de Galla Placidia à Ravenne, sur la peinture de Bellini et Titien, Véronèse et Tiepolo, Guardi et Canaletto, Mantegna et Pisanello… J'ai tellement hâte de pouvoir découvrir tout cela de mes propres yeux ! J'aime tant les émotions que me procure la contemplation des chefs-d'œuvre… vous le savez, c'est pour moi tout le sel de la vie. J'aurais aimé pouvoir y goûter plus souvent même si j'ai eu dans le passé de très belles occasions d'apprécier les trésors de Rome, Florence, Sienne… Je ne verrai probablement jamais les collections extraordinaires des grands musées américains, ni celles de Madrid avec leurs Goya, Ribera et Vélasquez, ni celles du musée de l'Hermitage ou du Rijksmuseum et tant d'autres encore… C'est jeune que l'on devrait faire tous les voyages possibles et non pas, comme c'est si souvent le cas, une fois que l'on a du temps, à la retraite, avec la plus grande partie de sa vie derrière soi. On dit que voyager forme la jeunesse et c'est tellement vrai. Les voyages nourrissent vraiment notre âme, ils contribuent à nous construire et à nous ouvrir au monde, ils forment notre œil, notre sensibilité et notre conscience, toutes choses indispensables selon moi pour bien vivre sa vie avec humanité.

Là, avec François, de Ravenne à Venise, puis de Padoue à Mantoue, sans oublier Vérone, nous allons vivre intensément chaque seconde de ce voyage, être éblouis et nous créer les plus beaux souvenirs possible. Ce sera sans doute notre dernier grand voyage. Mais celui-ci sera justement tout à fait singulier. Et, plus tard, j'espère que François aura plaisir à y repenser lorsque je ne serai plus là. Car, lorsqu'il se retournera sur cette période de notre vie, il y verra surtout malheureusement les innombrables images de la maladie, toutes plus tristes les unes que les autres. Alors un peu de beauté et de grâce italiennes seront les bienvenues !

Même si je ne vous écris pas autant que je le voudrais, je pense à vous sans cesse. Je vous espère les plus sereins possible bien que ma maladie et ses conséquences soient désormais dans vos esprits et ne vous quittent pas. J'aimerais sincèrement qu'il en soit autrement. C'est vrai, ce n'est pas juste pour moi, pour vous, pour Quentin et pour François. C'est triste, rageant, ça fait même désespérer de la vie, je sais. Je n'ai pas mené une vie d'excès qui expliquerait – peut-être – mes deux cancers. Certes, j'ai fumé mais j'avais arrêté depuis plus de 15 ans ! Quand je vois dans la rue toutes les têtes grisonnantes qui fument encore et toujours, je me dis que rien de tout ça n'est logique et rationnel. Il faut parvenir à accepter la situation telle qu'elle est et essayer d'en souffrir le moins possible. Je m'y emploie tous les jours et j'espère que vous parvenez à le faire aussi. Certains jours je me révolte mais la plupart du temps j'y arrive. J'imagine que c'est un peu pareil pour vous, il y a des jours avec et des jours sans. Comme depuis le début, je dédramatise le plus possible ma maladie et cela donne plutôt des résultats positifs, je vous encourage le plus possible à faire de même. On verra bien de quoi demain sera fait, l'important c'est que pour le moment je n'aille pas si mal et que je puisse savourer la vie !

Je me réjouis beaucoup de quitter la maison en ce mois de novembre que je trouve toujours ici particulièrement sinistre. C'est très désespérant de ne pas avoir encore trouvé d'acheteurs et la perspective de passer un nouvel hiver au Moulin ne m'enchante guère comme vous vous en doutez. Mais, là aussi, il faudra bien faire avec et s'arranger pour en tirer le meilleur parti. En ce sens, avant de partir, pour que tout soit déjà installé à notre retour, nous avons organisé notre espace de vie hivernal en créant une sorte de grand studio dans l'espace cuisine-salle à manger. François a installé son bureau et ses ordinateurs, nous avons créé un coin nuit avec notre lit, une armoire et la télévision ainsi qu'un coin salon devant le poêle. Ce sera plus simple à chauffer et je ne serai pas isolée dans notre chambre à l'autre bout de la maison. Mine de rien, ce fut un sacré petit déménagement mais tout est désormais en place pour notre retour. Nous avons réussi à créer un espace très cosy où nous devrions être vraiment bien tous les deux.

Nous serons de retour à la mi-novembre. Entre-temps, je vous aurai bien sûr écrit et téléphoné, ne vous inquiétez pas. Et puis pensez aussi à consulter de temps en temps votre messagerie car je vous enverrai certainement quelques mails avec des photos de notre périple.

Prenez bien soin de vous. Vous êtes dans mon cœur et mes pensées, toujours.

Je vous embrasse très fort, avec tout mon amour.

Véronique

François avait organisé tout notre séjour avec le soin et la générosité qui le caractérisent. Ce fut littéralement magique. Dans la voiture, le dossier du siège légèrement incliné, je ne toussais pas et rouler aux côtés de François était un pur plaisir. J'avais envie d'avancer ainsi sans fin, sans jamais revenir en arrière. Nous avalions les kilomètres, avec un délicieux sentiment de liberté, ayant laissé derrière nous la maladie, les questions sans réponses, les incertitudes et les angoisses.

Nous firent une première étape à Aix-en-Provence où, de la chambre de notre hôtel, nous pouvions admirer à perte de vue les toits de tuiles de cette ville élégante. Puis dès le lendemain nous pénétrâmes en terre italienne en commençant par la région de Gavi avec ses vignobles, noyés en cette saison dans la brume, ses villas élégantes et ses spécialités culinaires à la truffe blanche. Il y avait là, dans ces hauts coteaux bordés de forêts, quelque chose de sauvage qui nous fouetta le sang et fit immédiatement glisser le pesant manteau de notre quotidien. Nous étions attendus à la Villa Sparina, à la fois domaine viticole, hôtel et restaurant gastronomique. La décoration était en elle-même un manifeste du bon goût et de l'élégance italienne. Une bouteille de vin blanc du domaine nous attendait dans notre chambre aux lourds et somptueux rideaux de soie sauvage couleur corail. Je me sentais de plus en plus légère et François se détendait à vue d'œil. Le menu du chef Massimo Mentasti, déclinant avec subtilité les produits de la région piémontaise, dont l'incomparable truffe blanche, nous procura un inoubliable plaisir avec son exceptionnelle qualité.

Lorsque nous atteignîmes Ravenne, nous nous sentions déjà merveilleusement allégés de toute angoisse. La ville avait l'air un peu endormie, comme après une fête qui aurait duré trop longtemps. La saison était achevée et les touristes étaient rares à oser encore s'aventurer sous un ciel devenu menaçant. La Villa Santa Maria dei Fiori où nous logions était une maison d'hôtes à la décoration raffinée, toute emprunte d'esprit Art Déco. Partout où l'on posait le regard, l'élégance s'affichait sobrement dans le mariage du noir et du blanc cassé, dans les lignes épurées des meubles et la lourdeur rassurante des tentures. C'était un lieu calme et très apaisant, propice au lâcher-prise. Ravenne est LA ville des mosaïques byzantines polychromes et celles de San Vitale et de San Apollinare Nuovo nous éblouirent par leur raffinement et le luxe chatoyant des scènes se détachant sur fond d'or. Sous le ciel étoilé du Mausolée de Galla Placidia, l'émotion me transporta des années en arrière, lors d'un cours d'université inoubliable qui m'en avait révélé la stupéfiante beauté. Ce fut difficile de me soustraire à cette contemplation esthétique car elle ouvrait sur tout ce qu'il peut y avoir d'infini et d'harmonieux en nous. À quelques pas de notre hôtel, un restaurant fréquenté presque exclusivement par les locaux nous accueillit deux soirs de suite tant sa cuisine authentiquement régionale nous avait séduits. Irrésistibles vins d'Émilie-Romagne côtoyant sur les étagères des livres consacrés à la musique et au cinéma, atmosphère chaleureuse et feutrée, fritto misto parfaitement réalisé et goûteux, comme l'agneau au romarin fondant que nous avions choisi le premier soir, bref nous étions complètement sous le charme.

Deux jours plus tard, nous arrivions à Venise en pleine période de l'aqua alta et ce fut un bonheur assez indescriptible que de découvrir ainsi la ville, bottes aux pieds, pataugeant comme des gosses, admirant les reflets infinis des bâtiments dans le miroir d'eau de la place San Marco transformée quelques semaines durant en plus grande piscine du monde. Le ciel était souvent gris et couvert mais il y avait régulièrement des lumières tout à fait saisissantes qui zébraient la lagune et, lorsque le ciel se dégageait enfin, nous restions complètement béats et ravis devant la palette de couleurs fanées et admirables qu'offraient les façades des palais sous le plus faible rayon de soleil. Mes forces, comme je le craignais, ne me permirent pas de voir tout ce que je souhaitais. J'y renonçais toutefois sans véritables regrets car je savourais chaque minute vécue dans l'atmosphère unique de cette ville totalement envoûtante et addictive. San Marco, où je fus émue aux larmes en découvrant les incomparables coupoles couvertes de mosaïques à fond d'or, La Salute, sous la coupole de laquelle, malgré l'interdiction, je me tins un instant car c'était censé apporter la guérison… et qui nous attira surtout les foudres du gardien des lieux ! La Douane de Mer et ses pièces d'art contemporain qui pour la plupart nous plongèrent dans une profonde perplexité ; le quartier du Dorsoduro et ses galeries d'art mais également ses ateliers traditionnels de construction de gondoles ; San Giorgio et sa parfaite élégance palladienne face à laquelle on a l'impression que chaque chose en ce monde est parfaitement à sa place, et puis aussi les stupéfiantes toiles du Tintoret dans le chœur ; le gigantisme et la magnificence presque vertigineuse du palais des Doges ; le Rialto toujours encombré de touristes et le Marché aux poissons si agréablement désert ; Murano où un maître verrier réalisa sous nos yeux un délicat vase multicolore et où nous déjeunèrent de la meilleure sole que nous ayons eu l'occasion de déguster… autant d'endroits où l'émotion esthétique pouvait s'épancher à l'envi, sans limites, à nous en donner des frissons, parfois presque des étourdissements. Autant de moments inoubliables. Nous perdre dans le dédale des ruelles vénitiennes était devenu notre plaisir quotidien, déambulations que nous ponctuions de haltes régulières devant un cappuccino ou un Spritz afin que je puisse me reposer et reprendre mon souffle. La toux malheureusement ne diminuait guère, bien au contraire.

Puis il y eut la découverte de Padoue, le gigantisme harmonieux du Prato della Valle, les fresques magistrales de Giotto dans la chapelle Scrovegni où nous aurions aimé rester des heures, la tête renversée en arrière à en avoir mal au cou, à détailler chaque scène, l'équilibre chromatique parfait et le jeu sculptural des drapés, la bouleversante expressivité des visages. La puissance silencieuse de la peinture me stupéfie toujours, elle me procure des émotions si pures que rien n'est vraiment comparable. Dans le baptistère de la cathédrale Santa Maria Assunta, ce furent les fresques de Giusto de Menabuoi qui nous charmèrent par leur pittoresque et l'infinie profusion des détails. Silencieux, nous nous sommes assis afin de nous laisser totalement immerger dans cet univers chatoyant qui nous faisait imperceptiblement perdre nos repères de temps et d'espace. Le lendemain matin, sous un bienfaisant soleil, c'est la stupéfaction qui nous saisit devant le décorum un peu kitsch de l'immense cathédrale Saint-Antoine.

À Mantoue, nous avions loué un gîte charmant, petit studio très confortable où nous avons pu dormir sans être dérangés presque une journée complète et nous sentir comme chez nous. Au fil de nos ballades, nous tombâmes totalement sous le charme aristocratique et provincial de la ville. De terrasse en terrasse, nous nous sommes imprégnés avec délice du caractère tout particulier des lieux, contemplant l'harmonie des façades, la noblesse des places. Je n'eus malheureusement pas la force d'aller visiter le palais du Te et la célèbre salle des Géants ornée des fresques maniéristes de Jules Romain dont pourtant je rêvais depuis des années, mais j'ai savouré extatiquement mon bonheur devant les fresques prodigieuses de Mantegna dans la Chambre des époux du Palais ducal. Nous étions immergés dans la peinture, enveloppés par ces fresques à la fois pleines de vie et d'élégance.

Vérone s'offrit à nous sous une pluie battante et c'est donc blottis l'un contre l'autre sous un parapluie que nous arpentâmes les rues de la ville dite de Roméo et Juliette. Fière et riche, la ville laissait heureusement transparaître une histoire que l'envahissement touristique ne parvenait pas à complètement dénaturer. Les pavés luisaient, les façades nous en imposaient par leur noblesse, nous avancions silencieux dans les rues étroites. Et c'est stupéfaits que nous découvrîmes dans l'église Sant' Anastasia la fresque de « Saint-Georges délivrant la princesse de Trébizonde », chef-d'œuvre de Pisanello, perchée tout en haut de l'arc d'un collatéral, à peine visible et déchiffrable à une telle hauteur et pourtant si soignée dans ses détails, si délicatement travaillée de rehauts d'or. Je suis restée longuement captive aussi, dans l'église romane de Saint-Zenon, de la beauté formelle du retable de Mantegna qui par la puissance d'utilisation de la perspective semble véritablement creuser le mur sur lequel il s'appuie. Ce peintre fait littéralement pénétrer le divin dans notre univers. À moins que ce ne soit le contraire !

Chaque minute de ce voyage fut pour moi un instant d'éternité, au sens propre, car nous étions dans le présent, exclusivement dans le présent des émotions et de leur partage, refusant avec application de penser au futur et à l'issue fatale de la maladie. Le temps nous donnait l'impression de s'étirer, de s'allonger, comme s'il avait soudain ralenti sa fuite. Tout était un plaisir des sens. Nous goûtions avec gourmandise chaque minute ainsi que l'éventail merveilleux de la cuisine du nord de l'Italie : risotto al fagiano e tartufo, vitello tonnato, carpaccio de veau au parmesan, pasta e fagioli, rambasicci, bucatini alla marinara, baccalà mantecato, agnolotti… Nos papilles s'affolaient devant les cartes des restaurants et nous ne mettions aucun frein à notre curiosité culinaire. Nous étions enthousiastes de déguster les vins d'Émilie-Romagne, comme le Lambrusco dont le pétillant ne manque pas d'élégance, ou ceux de Vénitie, tel le fruité Valpolicella et le Bardolino, sans oublier l'un des trésors de la vinification italienne, l'Amarone della Valpolicella, dont nous dégustâmes le merveilleux millésime 2010, si divinement épicé avec des accents de cerise et qui se maria étonnamment à la perfection avec les scampi alla busara et l'anguille à la vénitienne que nous avions commandés. Nous étions un peu plus ensorcelés à chaque repas. Au travers de ces plaisirs enivrants de la table, c'est la vie que je mordais à pleines dents. Je ne lâchais pas la main de François, nous vibrions à l'unisson, tellement heureux et reconnaissants de pouvoir partager ainsi toutes ces découvertes et cette contemplation inspirante partout où nous posions notre regard.

Pour notre dernière soirée en Italie, nous avions réservé un repas 100 % truffe blanche à Alba, ignorant totalement que nous arrivions sur les terres de Ferrero et qu'un intense parfum de chocolat nous accueillerait à la descente de notre voiture ! On avait envie de mâcher l'air comme lorsqu'on tire la langue sous la pluie pour en boire quelques gouttes. Une pure merveille ! Mais moins tout de même que le très gastronomique dîner sur chaque plat duquel la serveuse râpa sous nos yeux de sublimes lamelles de truffe blanche odorante. Accompagné d'un élégant Barbaresco 2010, grand vin du Piémont s'il en est, au bouquet mûr de sous-bois et de réglisse, cet inoubliable festin nous mit des étoiles dans les yeux et du feu au cœur. Nos âmes jubilaient.

La fin de notre séjour approchant, je m'ouvris à François de mon envie de ne jamais rentrer mais au contraire de poursuivre indéfiniment ce voyage, pour aller brûler au soleil de Calabre, nous égarer dans les Pouilles puis nous perdre dans les Abruzzes, traverser l'Adriatique vers les Balkans, avancer, avancer chaque jour un peu plus loin au cœur de cette Europe que je connaissais si mal, sans jamais nous retourner. Cette fuite en avant était purement fantasmatique car au fond de moi je savais bien qu'elle ne pourrait que s'achever tristement sur une défaite certaine face à la maladie. Revenir signifiait avoir ne serait-ce qu'une chance de surseoir à l'issue fatale et, pour cette infime chance, j'acceptais de renoncer au désir fantasque d'une évasion si romanesque.

Un soir seulement, un soir de pleine lune, nous nous sommes effondrés dans les bras l'un de l'autre, soudain déchirés à l'idée de devoir prématurément nous séparer. Nous ne vieillirions pas ensemble, cela nous serait refusé et ce constat nous pétrifiait. Et parce que nous avions plongé nos âmes dans les obscurités chtoniennes de l'avenir, le désespoir nous submergeait totalement. Nos larmes s'écoulèrent longuement, puis vint l'apaisement et la conscience qu'il fallait bien que ce trop-plein d'émotion sorte afin de nous permettre, ensuite, de poursuivre notre histoire, plus forts et plus conscients, jusqu'à son terme. Fut-il prématuré.

« L'écriture a été une distraction,
un remède contre l'ennui, un secours contre la mélancolie. »
Antoine Compagnon

Nouveau protocole

Mi-novembre, au retour de notre voyage dans le Piémont, j'avais clairement pris la décision de reprendre les traitements. J'allais me soigner en sachant que je ne guérirai pas mais je voulais néanmoins gagner du temps et profiter encore de la vie et de ceux que j'aimais le plus longtemps possible. Quitter la vie était si difficile… y renoncer constituait toujours une souffrance, plus grande que celles que m'infligeaient les traitements, et je ne pouvais pas encore m'y résoudre avec détachement et sérénité. Je n'allais pas encore assez mal pour ça sans doute !

En accord avec l'équipe de Toulouse, je décidais de me faire traiter à Montauban pour des raisons de proximité. Les deux équipes travailleraient ensemble et se consulteraient, les protocoles envisageables étant de toute façon les mêmes. L'oncologue m'informa que je recevrai une association de Cisplatine, comme lors du premier protocole, et d'Alimta. On partait sur la base de six chimios. Les médecins et les équipes de soin à Montauban étaient compétents et très humains mais dès le premier rendez-vous je compris que j'avais quitté une Rolls pour embarquer dans une 2 CV. Les moyens de cette clinique n'étaient en rien comparables avec ceux de l'Oncopole de Toulouse.

Mi-décembre, je reçus donc la première chimio de ce nouveau cycle qui correspondait à la deuxième ligne de traitement. Et moins de quatre jours après, j'étais transportée à demi consciente en ambulance et hospitalisée d'urgence à la suite d'une très forte fièvre. Je faisais une infection virulente, à deux doigts de la septicémie et toutes mes constantes étaient gravement perturbées. On m'injecta des doses massives de trois antibiotiques, je dus rester six jours en soins continus puis encore quatre hospitalisée en oncologie. L'origine de l'infection se trouvait dans le port-à-cath qui, lors de l'injection pour la chimio, avait été contaminé par une bactérie. C'était, paraît-il, quelque chose de fréquent, et bien sûr toute infection de cette nature sur un terrain immunodéprimé comme le mien pouvait conduire à des conséquences graves. Il fallut donc me retirer le port-à-cath et le remplacer par un Picc Line (autre forme de cathéter permanent) installé dans le haut du bras droit. Toutes ces péripéties et les hasards du calendrier me conduisirent finalement à faire l'expérience particulièrement déprimante d'un Noël à l'hôpital. J'ai ressenti alors une compassion immense pour tous ceux qui étaient dans la même situation que moi, sachant que j'avais la chance d'être entourée, ce que beaucoup d'autres n'avaient pas.

Il était prévu depuis des mois que mon fils, Quentin, viendrait fêter Noël à la maison avec son amie, Maja. Je n'eus pas le courage de l'appeler pour lui dire que j'étais à l'hôpital, j'étais trop faible, parler était vraiment au-dessus de mes forces. Ce fut François qui, en allant les chercher à l'aéroport, les informa des derniers rebondissements et les conduisit jusqu'à moi. Ils furent tous les deux très bouleversés de me voir alitée, avec des tuyaux partout, le teint blême et manifestement très affaiblie. Mais quel bonheur ce fut pour moi de serrer mon fils dans mes bras, de pouvoir lui dire que je l'aimais, de l'entendre me dire qu'il m'aimait aussi et que je comptais plus que tout pour lui ! Faire la connaissance de Maja fut également un grand moment de joie. Cette jeune femme était ravissante, intelligente, très douce et attentionnée, elle avait aussi les pieds sur terre et savait ce qu'elle voulait. Elle ne manquait pas d'humour et il émanait d'elle une joie de vivre très communicative. Discuter avec elle était un réel plaisir, elle s'intéressait à mille choses et se montrait curieuse de ce qu'elle ne connaissait pas. Voir ainsi mon fils heureux et amoureux, aimé en retour par cette jeune femme délicieuse, me combla totalement et me procura un profond sentiment d'apaisement. Au moins, sur ce point, la vie nous offrait de belles choses. Quentin avait l'air épanoui, bien dans sa vie, dans ses projets. Sa formation lui plaisait, il y réussissait brillamment et envisageait même déjà de progresser en interne… Son bonheur était le mien. Tout cela me fit un bien fou, me rassura quant à l'avenir de mon enfant et m'apporta des forces vives qui me permirent de me rétablir vite et bien, mieux que les médecins ne l'espéraient.

Je pus ainsi rentrer chez moi le jour même du Réveillon de la Saint-Sylvestre alors que mes parents venaient tout juste d'arriver. Leurs visages étaient tendus, soucieux de découvrir dans quel état j'étais. Comme je me présentais à eux debout, maquillée et souriante, je vis immédiatement qu'ils en éprouvèrent un grand soulagement. Malgré ma joie d'être de retour, je ne réussis pas à passer la soirée debout car j'étais encore extrêmement faible. C'est finalement réunis autour de mon lit, dans une atmosphère merveilleusement tendre et chaleureuse, que nous dégustèrent les canapés au saumon, le foie gras et les macarons amoureusement préparés par François, en levant à 21 heures nos verres de Champagne Bollinger (une tradition familiale !) à l'année 2015 ! L'année qui serait celle de mes 50 ans. Je fis secrètement le vœu d'être encore là pour souffler mes bougies au mois de mai prochain.

Brassac, janvier 2015

Bien chère Véronique,

Je me souviens que nous nous étions promis depuis longtemps de fêter nouvel An ensemble cette année… et la vie en a décidé autrement. D'ailleurs, ces derniers temps, elle en fait un peu – beaucoup – à sa tête, la vie ! Il s'en est fallu de peu que je célèbre 2015 à l'hôpital ! Heureusement, mon état bien qu'encore très fragile m'a tout de même permise de rentrer le 31, juste à temps ! Inutile de te dire que je n'ai pas sacrifié à la tradition des douze coups de minuit, je dormais déjà comme une bûche à cette heure avancée. Mais j'étais tellement heureuse d'être chez moi auprès de François et de mes parents, venus nous rejoindre pour trois jours, que ça me fut bien égal.

Quentin et son amie Maja étaient là pour Noël et sont venus me voir tous les jours à l'hôpital. Tu sais combien j'ai été profondément inquiète toutes ces dernières années, au sujet de l'avenir de mon fils. Et bien cette année j'ai reçu le plus beau cadeau de Noël de toute ma vie : Quentin a trouvé sa voie, il réussit dans son apprentissage, ses notes sont excellentes, meilleures que jamais, il est heureux, épanoui et fait preuve d'une grande maturité. C'est un tel soulagement pour moi… Depuis que je suis malade, j'ai eu constamment peur de mourir avant qu'il n'ait trouvé un certain équilibre personnel, redoutant de l'abandonner prématurément dans une situation extrêmement précaire et difficile. Bien sûr, j'ai toujours le cœur qui se serre quand je pense que quoi que je fasse, lorsque je disparaîtrai, j'abandonnerai mon fils d'une certaine manière mais au moins suis-je rassurée de le voir devenir un homme et se construire sur des bases que je sais désormais solides. J'ai confiance en lui et ne crains plus maintenant pour son avenir, je le sens capable de tracer sa route avec détermination et combativité. Je sais qu'en tant que maman tu comprendras mes inquiétudes passées et ma satisfaction présente. J'ai été très heureuse également de faire la connaissance de son amie, Maja, qui est une jeune femme absolument adorable. Nous nous sommes tout de suite sentis à l'aise en sa compagnie, comme si nous la connaissions depuis toujours. Quentin et elle semblent très amoureux, c'est un immense bonheur de les voir ainsi ! Ils forment un beau couple. Je sais que malheureusement je ne serai plus là le jour où Quentin décidera, éventuellement, de se marier. Ni lorsqu'il deviendra papa. Tous ces derniers mois, j'y ai souvent pensé. Ce désir de vivre la joie d'être grand-mère doit être directement lié à la conscience que j'ai que mes jours sont comptés car jusqu'ici je n'y avais jamais pensé. J'aurais bien aimé connaître mes petits-enfants, découvrir leurs personnalités, partager des moments de bonheur et de tendresse avec eux, essayer de leur transmettre ce que j'ai compris de la vie… Ils ne me connaîtront pas, seulement au travers de quelques photos et des souvenirs que leur père leur racontera, peut-être. Enfin, voilà de bien tristes pensées pour un début d'année ! Ne t'inquiète pas, la plupart du temps je ne cède pas ainsi à la mélancolie, je dirais même que depuis que je suis malade j'ai fait de gros progrès en matière de prise en charge de mes états d'âme et de mes émotions ! Mais, parfois, je suis un peu dépassée par les évènements et mon émotivité naturelle reprend le dessus.

Quand je lis dans tes lettres tout ce que tu fais et entreprends, je n'en mesure que mieux à quel point j'ai changé depuis que je suis en traitement. Fini le dynamisme, la capacité à mobiliser une grande énergie et celle, tout simplement, d'accomplir les tâches domestiques ordinaires. Il me faut un quart d'heure désormais pour me remettre d'avoir vidé le lave-vaisselle ou étendu du linge et monter les escaliers relève presque d'un exploit sportif ! Je n'avais jamais fait l'expérience d'une si grande faiblesse et je t'assure que c'est très déstabilisant, surtout que je n'ai même pas cinquante ans. Il y a là quelque chose de tout à fait anormal et dans le fond d'inacceptable. Imagine que certains matins, lorsque je veux me lever, j'ai tellement mal partout que j'ai l'impression d'avoir quatre-vingts ans ! Il me faut attendre un peu que la tête ne me tourne plus, que les douleurs osseuses et articulaires s'atténuent et c'est alors à petits pas précautionneux que je peux aller à la salle de bains. En quelques mois, je suis passée d'un état de santé normal à celui d'une vieille femme quasi grabataire ! Même si ce sont les chimios qui en sont principalement la cause, c'est quand même super dur à encaisser. Pourtant, c'est ainsi. Je mets beaucoup d'attention et d'énergie à me reprendre lorsque mon état d'esprit dévie vers le pessimisme. Je m'astreins alors à regarder les points positifs de ma situation, je relativise, me sermonne et pense à tous ceux qui souffrent bien plus que moi. Et puis je serre les dents.

Lors d'une de nos dernières conversations, tu m'as dit ne pas vraiment comprendre ce que signifiait l'expression lâcher prise et c'est vrai qu'avant d'être malade j'aurais probablement dit la même chose que toi. Mais désormais, je m'applique tous les jours à lâcher prise, c'est-à-dire à accepter mes limites et surtout à ne plus vouloir tout contrôler. Que je fasse ou non quelque chose ne vient plus rassurer ou fragiliser mon ego. Lâcher prise me conduit tout simplement à une approche plus souple de la vie, ça me permet d'expérimenter une moins grande rigidité et beaucoup moins de volontarisme. C'est tellement bon de se débarrasser ainsi des tensions inutiles !

J'espère vraiment que nous trouverons un moment pour nous voir d'ici au printemps. J'aimerais bien ne pas être trop diminuée lorsque cela se fera mais je n'ose rien te promettre car cette fois-ci j'accuse vraiment le coup des traitements. Je ne mène plus vraiment une vie normale, passant le plus clair de mon temps allongée. Je sais que tu comprendras tout à fait ce que cela signifie car tu es toi-même hyperactive et toujours occupée à quelque chose. À ce propos, félicitations pour tes dernières créations en pâte Fimo. J'adore vraiment tes idées de boucles d'oreilles et je suis certaine qu'elles connaîtront un franc succès. Je suis impatiente de découvrir également le support à foulards dont tu m'as parlé dernièrement. Mettre au point un prototype exige toujours pas mal de temps et de tâtonnements, aussi j'espère que tu obtiendras sans trop de difficultés le résultat que tu as en tête. J'attends avec impatience les photos ! Et puis bravo aussi pour ton projet d'atelier que tu as sacrément avancé. Alors, de tout cœur, je souhaite bonne chance et bon vent à l'Atelier de Cacenlas !

Embrasse bien fort Laurent et les enfants de ma part. Vous êtes tous les 5 dans mes pensées chaque jour. Que 2015 vous garde tous en bonne santé.

Je t'embrasse très affectueusement et espère te lire bientôt.

Véro

Chaque semaine, il fallait changer le pansement du cathéter et cette obligation hebdomadaire fut une nouvelle contrainte à intégrer. Les infirmières qui venaient chez nous ne connaissaient pas cette technique et durent être formées en urgence par le prestataire médical qui fournissait le matériel. Aucune de nous ne fut très rassurée la première fois qu'il fallut toucher à ce fameux Picc Line !

En résumé, les nouveaux traitements me laissaient essentiellement épuisée. Véritablement abattue, c'est-à-dire jetée au sol ou plutôt au lit, par une fatigue d'une dimension sidérante, contre laquelle la volonté, la colère et même les injections d'EPO que l'on me faisait chaque semaine ne pouvaient rien ! Je restais le plus clair de mon temps couchée car lorsque je voulais être debout et active, la tête me tournait, des douleurs articulaires et musculaires me faisaient souffrir abominablement et la toux gênait toutes mes entreprises. Au début, je n'étais pas couchée pour dormir, mais étant incapable de rester debout pour entreprendre une quelconque tâche quotidienne habituelle et raisonnable, je me sentais finalement mieux sous la couette à mener aussi bien que je le pouvais des activités n'exigeant pas la station debout. J'avais ainsi plaisir à écrire à mes amis, à lire, beaucoup, ce qu'heureusement je parvenais à faire, mais également à modeler la terre, à peindre, à créer des photophores… toutes choses que j'effectuais sur une table de lit très pratique organisée tel un petit bureau. Dans un premier temps, ce fut assez jouissif de rester ainsi au lit, dans cette position si inhabituelle pour moi en pleine journée, il y avait là quelque chose de rassurant, d'assez régressif et peut-être même d'un peu subversif. Je me la jouais façon « Alexandre le bienheureux » ! Cependant, tous les jours, par des actes plus ou moins importants de volonté, tel que rester attentive à mon apparence et ne pas me négliger, participer à certaines tâches ménagères ou aller marcher malgré mon essoufflement, je résistais à ce que je percevais comme dangereux dans mon excessive inactivité physique. Malgré tout ça, les journées parfois me paraissaient terriblement longues. Puis, au fil des chimios, je me suis mise à somnoler de plus en plus pour finalement me retrouver à dormir parfois plus de 8 heures dans une journée, sans avoir le moindre mal à trouver le sommeil le soir venu ! Ma formule sanguine expliquait tout : tous mes facteurs étaient au plus bas, c'était même miraculeux que je tienne le coup selon les médecins. Je faisais l'expérience de ce que pouvaient être l'extrême faiblesse et la grande vulnérabilité. Je n'étais plus capable de faire quoi que ce soit et me sentais totalement désœuvrée. Devoir rester couchée n'était alors plus du tout amusant et encore moins rassurant, j'oscillais un jour sur deux entre l'abattement le plus complet et l'angoisse la plus vive. Il y a un moment où le lit, quoi qu'on en dise, c'est un peu la mort quand même…

Mais, malgré tout, dans ce contexte déprimant et défavorable à toute activité suivie, la maladie fut là encore, une opportunité inespérée, un peu comme elle le fut pour Nietzsche (toute proportion gardée, il va sans dire !), celle de prendre vraiment le temps de la réflexion et de l'écriture. J'avais commencé à jeter pêle-mêle sur le papier un certain nombre d'idées et d'impressions durant mon séjour à Toulouse pour les rayons. Puis j'avais poursuivi ce travail au fil des mois, par petites touches, avec plus ou moins de régularité. Mais là, obligée et contrainte à une oisiveté que m'imposait la fatigue, je pus me mettre véritablement et avec constance, à la rédaction de ce témoignage que dans le monde de l'édition on désigne généralement d'un mot qui sonne je trouve si affreusement aux oreilles, celui d'autopathographie. Quotidiennement, sans avoir à m'imposer un cadre trop rigide ou volontariste, la routine de l'écriture s'est mise en place tout naturellement, je sentais tous les matins qu'un impératif me tenaillait et qu'il fallait que je le fasse. J'ai donc commencé et très vite je n'ai plus pu m'arrêter. Certains jours, je parvenais à écrire seulement dix minutes, d'autres presque trois heures entrecoupées de brèves phases de repos. Ainsi, en inscrivant la maladie dans la cohérence de mon existence, je réalisais, enfin, mon rêve d'écriture.

Je lisais beaucoup, dans un premier temps essentiellement des textes traitant de la fin de vie, ceux de Marie de Hennezel, de Bertrand Vergely, d'Elisabeth Kübler-Ross. Puis, j'eus besoin de me plonger dans Novalis, Maeterlinck, Pascal, Emerson, Thoreau, Rumi et aussi Montaigne. Tous ces auteurs essentiels m'éclairaient d'une manière profondément intelligente sur le sens de la vie, l'âme, l'impermanence, la spiritualité voire la transcendance, la condition humaine et la mort. Leurs voix résonnaient pour moi de façon tout à fait particulière, j'avais parfois l'impression que nous communiquions et dialoguions en tête-à-tête ! J'avais déjà lu ces auteurs entre vingt et quarante ans mais je réalisais aujourd'hui que j'étais alors passée assez largement à côté de leur propos. Maintenant que j'étais confrontée personnellement à la maladie et à ses perspectives inéluctables, la profondeur de leurs pensées m'apparaissait claire et compréhensible comme jamais auparavant. Lorsque la fatigue fut telle que je ne parvenais plus qu'à écrire par intermittence, j'abandonnais aussi toute lecture, ayant même certains jours de la difficulté à lire simplement mon courrier. C'est à cette période qu'une amie, dont le frère était moine bouddhiste en Thaïlande, m'apprit que le maître spirituel de son frère avait inscrit mon nom sur un papier qu'il avait placé dans le lotus de cristal devant lequel il méditait chaque jour. Je fus extrêmement troublée et émue par cette étonnante nouvelle. Ainsi, à l'autre bout du monde, un maître bouddhiste que je ne connaissais pas et dont je ne savais rien m'avait incluse dans ses méditations et priait tous les jours pour moi... J'ai immédiatement ressenti une profonde gratitude, un sentiment qui me dépassait complètement et englobait d'une certaine manière l'univers entier. Un truc mystique et merveilleux !

Bien qu'ayant arrêté la cortisone, je continuais à avoir une obésité facio-tronculaire, un visage lunaire et une bosse de bison dans le dos au bas du cou. L'oncologue me parla alors d'un syndrome de Cushing paranéoplasique induit par la tumeur pulmonaire. Celle-ci secrétant de l'ACTH (adreno cortico-tropic hormone), les glandes surrénales en réaction sécrétaient un excès de cortisol. En découlaient pour moi toutes sortes de manifestations cliniques, comme une fragilité vasculaire, un amincissement de la peau, des mycoses, de l'hypertension, des thromboses veineuses, une grande fatigabilité musculaire, des difficultés de concentration et des troubles du système nerveux central. Les acouphènes reprirent également de plus belle ainsi que toutes sortes de myalgies probablement dues à une atteinte des nerfs. Afin de m'éviter une brutale surdité, le Cisplatine fut remplacé par du Carboplatine. Ma tension était constamment haute et mon cœur ne battait jamais plus en dessous de 110, s'emballant sans que je fasse quoi que ce soit. Douleurs veineuses, musculaires et articulaires étaient désormais quotidiennes. La douleur physique attaquait mon moral, elle m'arrachait souvent des larmes, lesquelles inquiétaient immédiatement François. Je ne savais plus si je pleurais de souffrance ou de désespoir et dans ces moments-là toutes forces m'abandonnaient. Dans le même temps, plus mon corps me lâchait et se dérobait, plus il me trahissait d'une certaine manière, et plus ma cérébralité et ma sensibilité, comme en contrepartie, explosaient en puissance. L'angoisse de la mort et la souffrance qu'elle faisait jaillir impétueusement tous les jours spiritualisaient de plus en plus ma vie. Et cela se faisait presque malgré moi. Toutes les forces qu'il me fallait rassembler pour faire face le plus dignement et authentiquement possible à la situation concouraient à une métamorphose de moi-même, assez déstabilisante pour tout dire car s'opérant finalement assez vite. Ma vision du monde, jusqu'ici principalement rationnelle et matérialiste, élaborée sur plus de trente-cinq années, à partir d'une longue réflexion elle-même nourrie d'une multitude de lectures savantes, philosophiques et même théologiques, devint au fil des mois de plus en plus métaphysique. L'image que j'avais de moi était en fait de plus en plus brouillée, comme mutante. Pourtant, elle me paraissait de plus en plus juste ! En adéquation parfaite avec ce que je vivais.

Afin d'anticiper le mieux possible sur l'issue de ma maladie, je cherchai des renseignements sur Exit, association suisse d'aide au suicide assisté. N'étant pas certaine qu'en France je pourrai accéder facilement aux moyens de mourir dignement, c'est-à-dire pour moi sans une interminable et douloureuse agonie, j'espérai que la Suisse m'offrirait des solutions répondant à mes attentes. Mais, plus je trouvais d'informations et réfléchissais à ce que chacune d'elles impliquait, plus je prenais conscience que cela ne me conviendrait pas. Je tenais à rester maître des circonstances de ma mort et je n'envisageais donc pas de devoir entreprendre plusieurs longs voyages pour rencontrer le médecin de l'Association, puis ce qui serait mon dernier voyage, à un moment où je serais extrêmement affaiblie, pour aller avaler une potion létale dans une chambre d'hôtel froide et impersonnelle quelque part à Zurich et qu'ensuite mes proches aient à s'occuper du rapatriement du corps et de toutes les formalités administratives compliquées et coûteuses consécutives à mon décès en Suisse. C'était déjà bien assez difficile comme ça, inutile de charger encore plus la barque. Je tirerai donc ma révérence, tranquillement, chez moi, au milieu des objets et des livres que j'avais toujours aimés et dans les bras de François.

« La vie n'a pas de but.
La vie est un chemin et ce chemin est le but. »
Lao-Tseu

Métastases

Début avril 2015, juste avant le week-end de Pâques, à la suite d'un scanner effectué pour contrôler le cancer du sein, le radiologue découvrit trois métastases au foie. L'oncologue m'annonça que la plus grosse faisait déjà un centimètre cinq. Sur le dernier scanner de février, soit un mois et demi auparavant, il n'y avait rien. Bien qu'étant sous chimio, la maladie avait donc progressé. Et très rapidement. Voilà, l'échéance s'était brutalement rapprochée, je venais en quelques secondes d'être projetée à quelques mètres du camion qui me faucherait sur l'autoroute. J'avais les yeux dans les phares. Figée et stupéfaite comme un lapin.

J'avais cette fois-ci bel et bien perdu tout contrôle et il allait me falloir composer, que je le veuille ou non, avec l'imprévisibilité notoire de cette maladie. Je me retrouvais à présent un peu comme émiettée, dispersée, fragmentée. Le sein, le poumon, le foie et quelque part, entre tout ça, engluée pour l'heure dans cette dimension strictement organique et pathologique, moi. Perdue.

Le médecin ne s'embarrassa pas une seconde de toutes ces considérations psychologiques et prit en charge très professionnellement cette nouvelle situation. Il allait donc s'agir en premier lieu de faire rapidement une biopsie du foie afin de savoir si ces métastases provenaient du sein ou du poumon. C'est l'histoire de métastases dont on cherche qui sont les parents ...! Parce que selon ces résultats, l'approche thérapeutique ne serait pas la même. Et moi de penser tandis que le médecin me parlait : mais est-ce que je veux vraiment savoir d'où viennent ces foutues métastases ? Qu'est-ce que j'en ai à faire, finalement ? Qu'est-ce que ça va changer de toute façon ? Me faire vivre quelques semaines de plus ? Mon temps s'était encore raccourci, ne m'importait plus désormais que sa qualité. La durée et la quantité n'étaient déjà plus mon affaire. Je les laissais aux bien-portants.

Mais il n'est pas si facile de s'extraire du confort de la prise en charge hospitalière. Et puis, malgré mes doutes, je n'avais semble-t-il pas encore dit mon dernier mot. Rendez-vous fut donc pris pour la biopsie. Je sortis hagarde de l'hôpital tandis que dehors un soleil radieux réchauffait les verrières du hall d'accueil. J'ai apprécié voluptueusement cette chaleur, cette lumière tout enveloppante malgré l'étau qui s'était remis à me broyer le cœur. En attendant le VSL qui devait me reconduire chez moi, j'essayais tranquillement, une nouvelle fois, de faire le point. Et pour commencer, je me suis concentrée de toute ma volonté sur ma respiration et rien d'autre, durant cinq minutes. Le calme émotionnel s'installa progressivement et avec lui émergèrent des pensées plus claires. Puisque dès le début j'avais décidé de vivre jusqu'au bout cette étonnante odyssée avec toutes ses péripéties, ses escales, ses avaries et ses naufrages, je ne me déroberais pas face aux rudes rebondissements qui en jalonnaient le parcours. Ce que je voyais comme étant la dernière étape me permettrait certainement de faire calmement le deuil de la vie, en étant la plus apaisée possible. C'était sans doute la dernière frontière qu'il fallait que je franchisse pour parvenir jusqu'à moi. Jusqu'au dernier chapitre de mon histoire.

Tannay, avril 2015

Bien chère Véronique,

Après mon séjour en Alsace, très réussi et si agréable, j'ai eu envie de retrouver Lyon et ses librairies, ses galeries d'art, ses fameuses traboules et le nouveau musée des Confluences que j'ai visité hier. Quand j'ai vu cette carte postale illustrée du Mur des Écrivains, superbe fresque à l'angle de la rue la Platière et du quai de la Pêcherie, j'ai tout de suite pensé à te l'envoyer. Dès que je visite un endroit intéressant ou que je lis un livre dont je me dis qu'il te plairait, j'ai immédiatement envie de le partager avec toi au travers de notre fidèle correspondance. Avant toi, je n'avais jamais vécu cette triste expérience d'avoir une amie malade et, malgré la distance qui nous sépare, nos lettres me permettent de me sentir proche de toi dans ces moments si éprouvants. Je suis très admirative de ton courage et de ta volonté et j'espère que tu trouveras, avec l'aide des médecins, la force de repousser une fois encore l'attaque de ces fichues cellules cancéreuses. Pour te changer les idées, je te recommande, parmi les derniers livres que j'ai particulièrement aimés, « Murmurer à l'oreille des femmes » de Douglas Kennedy dont j'ai trouvé les nouvelles très attachantes et le fabuleux essai de Charles Pépin « Quand la beauté nous sauve » qui analyse la manière dont la beauté nous aide à vivre plus intensément. J'ai également adoré et dévoré « Les douze tribus d'Hattie » d'Ayana Mathis, une bouleversante histoire de femme et une chronique familiale éblouissante de l'Amérique. J'espère que tu auras assez d'énergie pour lire l'un ou l'autre de ces textes car je suis certaine que tu en tireras beaucoup de plaisir. Je pars dans quelques jours pour l'île de Ré où je me réjouis de faire du vélo pour profiter du bon air marin, des fruits de mer et de quelques verres de Pineau des Charentes ! Je te raconterai bien vite mes aventures là-bas.

Je pense chaque jour à toi et j'espère surtout que tu ne souffriras pas trop durant tous les examens qu'il va encore falloir que tu subisses. J'aimerais que ces quelques lignes te réchauffent de toute la force de notre amitié. Je te serre dans mes bras et t'embrasse bien fort ainsi que François et vos deux compagnes à quatre pattes !

Marie-Claude

La biopsie du foie ne fut pas une partie de plaisir. Anesthésier les tissus en profondeur, traverser la capsule du foie furent des étapes douloureuses et l'intervention me parut terriblement longue alors qu'elle ne prit pas plus de vingt minutes. Une fois écoulées les quatre heures que je devais ensuite passer en observation, je pus rentrer chez moi. Il y avait encore cinq jours d'attente avant d'avoir les résultats. Lorsque ceux-ci tombèrent, ce fut sans appel : les métastases venaient de la tumeur du poumon et leur index de prolifération était de 80 %. La multiplication des cellules cancéreuses était donc extrêmement rapide. Mais tout n'était pas négatif : de par leur nature, ces métastases réagissaient ordinairement très bien à la chimiothérapie. Il y avait donc un espoir de freiner la course du temps, infime peut-être mais il existait néanmoins.

Je décidai de me faire suivre cette fois-ci à l'Oncopole car les moyens, le personnel et la réactivité du service me rassurèrent totalement. L'équipe que je connaissais déjà bien reprit donc la main et établit rapidement le nouveau plan d'attaque. Pour commencer, on enleva le Picc Line arrivé en fin de vie et un nouveau port-à-cath fut installé sur une veine profonde sous-claviculaire, car toutes les autres étaient inutilisables. Trois semaines plus tard, la cicatrisation ne s'était pas encore faite et toute la zone restait très enflammée, douloureuse : ma peau était extrêmement fragilisée par les soins, elle faisait pitié à voir ! Le nouveau protocole, en troisième ligne de traitement donc, correspondait à une chimiothérapie qui se déroulerait sur trois jours durant lesquels je devrais être hospitalisée. Le premier jour, je recevrais une perfusion de Carboplatine et de VP16 (Etoposide) puis les deux autres jours seulement du VP16. Cette cure se répéterait ainsi toutes les trois semaines. Par un de ces hasards que la vie nous réserve parfois, sorte de clin d'œil complètement incompréhensible du destin mais que l'on ne manque jamais de relever, la première chimio de ce nouveau protocole eut lieu le 13 mai, c'est-à-dire exactement deux ans jour pour jour après ma toute première chimio en 2013. C'était donc un autre cancer-anniversaire ! Pour cette première injection, l'oncologue estima plus prudent que l'on m'administre seulement 75 % de la dose de Carboplatine, afin de voir comment je réagirais à son association avec le VP 16.

Brassac, avril 2015

Ma douce Saskia,

Merci infiniment pour toutes les photos et les nombreux messages chaleureux que tu prends le temps de m'adresser chaque semaine. J'adore ça car je me sens ainsi plus proche de toi et de ce que tu vis, je vois grandir les filles, je partage un peu les moments de joie qui sont les vôtres. C'est un lieu commun mais je suis sidérée de voir comme Juliana et Frederica ont grandi ! Il n'y a guère que sur les enfants que l'on se réjouit de constater ainsi le passage du temps. Te rends-tu compte que cela fait trois ans, déjà, que nous nous sommes vues ? Quelle fulgurance ! Tant de choses se sont passées depuis pour chacun d'entre nous. Pour ma part, j'ai un peu le sentiment d'avoir été passée dans un tambour de machine à laver, toute secouée dans tous les sens, essorée de fatigue, rincée. Je suis tombée hier sur des photos datant de 2011 et je n'arrivais pas à détacher mes yeux du visage qui était alors encore le mien : quelle métamorphose ai-je subie depuis ! Seuls les yeux sont restés les mêmes bien qu'ils soient aujourd'hui beaucoup plus cernés.

Et dire que pourtant je passe la majeure partie de mon temps à me reposer ! Le fameux repos thérapeutique dont les médecins ne cessent de me rappeler qu'il est indispensable. De toute façon, je ne suis pas capable de faire autre chose quand bien même le voudrais-je. Je n'ai plus assez de forces et je tousse au moindre mouvement un peu rapide, c'est-à-dire normal. Je pense souvent à toi qui dois continuellement jongler entre le travail, tes responsabilités de maman, les obligations familiales, la vie de couple, les amis, les tâches ménagères… Tu dois courir en permanence contre le temps, aspirer à un peu de répit tandis que moi j'ai du temps à ne savoir que faire, dont d'ailleurs je ne fais pas grand-chose, car je n'ai plus l'énergie vitale pour ça. La vie est ainsi faite ! J'ai conscience de la chance que j'ai de pouvoir ainsi, dans un environnement calme et confortable, vivre cette phase de la maladie. Combien d'autres sont mal logés, ne peuvent rester au calme, doivent même parfois aller travailler alors que toutes leurs forces se dérobent et les conduisent au malaise ! J'ai de la chance, oui, je le pense vraiment. Mon chéri est avec moi tous les jours, il n'a pas à partir travailler à l'extérieur, il est là pour moi, je peux m'abandonner à l'épuisement dans un cadre familier agréable et rassurant où je ne manque de rien. Mon temps est peut-être compté mais nous avons la chance inouïe de pouvoir le partager tous les deux ensemble, le plus possible.

Il y a quelques jours, j'ai appris que trois métastases s'étaient développées dans le foie. Me voilà donc dans la phase dite métastasée ou terminale de la maladie... Je ne sais pas encore très bien comment réagir et faire face à cette nouvelle. Je t'avoue que je suis un peu sous le coup de cette annonce car, stupidement, je ne pensais pas que la maladie pourrait se développer alors que j'étais sous chimio. J'avais oublié les problèmes de résistance au traitement, assez fréquents, semble-t-il. Je m'étais raconté que j'aurais quelques mois devant moi avant de devoir à nouveau combattre. Mais, finalement, cette annonce est tout à fait dans l'ordre des choses, je sais depuis le début que les pronostics sont très mauvais, que ma maladie est agressive et incurable et que donc ma cohabitation avec le cancer ne saurait être de très longue durée.

Première mesure concrète découlant de ce nouveau diagnostic, nous avons décidé de ne pas ouvrir cette année. Je vais certainement subir d'autres soins et je tiens à pouvoir profiter du temps qu'il me reste en étant tranquille chez moi. Évidemment, ça n'est pas cette disposition qui va nous aider à améliorer notre situation économique. Mais nous n'avons pas d'autre alternative. Nous ne sommes pas capables de faire mieux ou plus. Heureusement, nous avons des amis et de la famille sur lesquels nous pouvons compter pour nous prêter de quoi tenir jusqu'à cet hiver. Je mesure pleinement la chance que cela représente. Et puis nous allons vendre des objets de collection, des livres anciens, quelques meubles aussi afin de faire rentrer des liquidités. Je prie (mais quel dieu puisque je suis athée !?) tous les jours pour qu'un acheteur nous fasse une offre et qu'ainsi nous – enfin surtout François – puissions rapidement vendre la maison et envisager plus tranquillement l'avenir, d'un point de vue financier tout au moins. Une assistante sociale m'a informée que je pouvais faire une demande pour une Allocation Adulte Handicapé vu que je ne suis plus du tout capable d'avoir une activité normale. La France s'honore vraiment de veiller ainsi sur les plus faibles et les plus vulnérables. Mais j'ai senti à quel point ce qualificatif de handicapée me déstabilisait, comme si je ne parvenais pas à l'accepter et à me reconnaître dans ce statut. Peut-être est-ce un peu trop tôt ?

Nous avons fait appel à une jeune femme pour désherber et remettre en état le rond-point qui était totalement envahi par les mauvaises herbes et le chiendent. Elle a fait un travail magnifique et c'est un vrai bonheur pour moi de retrouver enfin ce massif tel que je l'avais travaillé il y a deux ans, joliment fleuri et bien dessiné. Elle a disposé un paillage clair qui donne très belle allure à l'ensemble. Voilà qui devrait séduire de potentiels acheteurs ! Nous avons convenu qu'elle donnerait aussi meilleure allure au potager, ce qui achèvera de rendre à nouveau charmants les extérieurs. François s'est lui mobilisé sur le nettoyage de printemps de nos espaces de vie, avant de passer au rangement des espaces du rez-de-chaussée, cave, bûcher, garage, etc. Je regarde tout le monde s'activer et me contente de répondre au téléphone en l'absence de François et d'écrire. Heureusement que je peux encore faire ça ! Je me sens ainsi encore un peu utile. Je suis tellement devenue un poids, une charge souffreteuse et une source de tristesse pour ceux qui m'aiment qu'il faut absolument que je compense ne serait-ce qu'un peu par quelque chose. Moralement, au moins, cela m'aide. L'écriture aussi m'aide beaucoup.

C'est un rendez-vous quotidien désormais mais surtout indispensable. J'en ai besoin. La maladie et sa progression m'amènent à faire précocement le bilan de ma vie, le tri entre les choses bien et moins bien que j'ai faites. Ce faisant, je découvre des regrets et je sais bien que je n'aurai pas le temps de faire tout ce qui me tient à cœur. Mais il y a aussi beaucoup de choses positives, de moments merveilleux et quelques raisons – je crois – d'être fière. J'ai consacré mon énergie et ma force de travail à participer à la valorisation du fabuleux patrimoine conservé dans les réserves et les trésors des grandes bibliothèques, comme la Vaticane à Rome, la BnF et le musée de l'Homme à Paris ou le musée du Léman à Nyon, afin que le plus grand nombre puisse y accéder. Je pense sincèrement que c'est une noble tâche et je me dis que j'aurai ainsi contribué un peu à l'amélioration de ce monde en rendant plus accessibles certains champs de la connaissance. C'est peut-être futile mais cela m'aide beaucoup à envisager sereinement la suite. Je sais bien qu'il y a quelque chose de très vaniteux dans ces pensées mais après tout je ne suis qu'humaine !

Au diable la sainteté !

Régulièrement, j'ouvre le livre que tu m'as offert Méditer jour après jour *de Christophe André et je m'exerce à cette pratique de la pleine conscience, pas si facile mais tellement inspirante. Lorsque je parviens, même fugacement, à faire le vide dans mes pensées, c'est vrai que je ressens alors un grand apaisement et… de la joie ! Ce sentiment de plénitude est tout simplement merveilleux. J'essaie de le cultiver un peu tous les jours.*

Mais donne-moi des nouvelles de tes filles. Juliana apprécie-t-elle toujours autant le violon ? Vous joue-t-elle maintenant quelques petits morceaux ? J'ai beaucoup aimé sa poésie, celle que tu m'as envoyée photographiée. Elle y exprime une grande profondeur de ressenti et une sensibilité équilibrée entre gravité et légèreté, c'est troublant. Si jeune et déjà tant de talent ! Quant à Frédérica, d'après les dernières photos, il semblerait bien qu'elle témoigne d'une sacrée espièglerie. Vous ne devez pas vous ennuyer David et toi ! Les vacances de Pâques sont déjà là et peut-être allez-vous en profiter pour souffler un peu ? Quel est votre programme ? Le nôtre sera surtout consacré à l'une de mes cousines qui doit venir nous voir avec ses enfants puis à ma maman qui viendra passer une semaine avec nous. Je me réjouis d'avoir l'occasion de passer du temps avec elle, de discuter et de rire aussi j'espère car son inquiétude à mon sujet ne faiblit pas et la gaieté semble avoir déserté son quotidien depuis que je suis malade. Tu sais que la maison vous est toujours ouverte et si vous aviez envie de faire un saut jusqu'ici ce serait pour nous un grand bonheur de vous recevoir. Tu me manques beaucoup. Il ne se passe pas un jour sans que je pense à toi et que je remercie la vie de nous avoir permis de nous rencontrer.

Bien douce Saskia, je vais te laisser car la fatigue, une fois encore, me gagne et j'ai de la peine à poursuivre. J'espère te lire d'ici peu. Pense à toi et ne te surmène pas trop. La santé est un trésor !

Je t'embrasse très très fort ainsi que David et les enfants. Avec toute mon affection,

Bien à toi,

Véro

« Au milieu de l'hiver, j'ai découvert en moi un invincible été. »
Albert Camus

Le dernier été

À partir du mois de mai 2015, je me mis tranquillement en disposition de vivre mon dernier été. Pour moi il était évident désormais que j'avais la main sur la poignée de porte de la sortie. Allais-je pousser moi-même cette porte ou attendre son ouverture automatique ?

Nous décidâmes finalement de ne pas ouvrir notre maison d'hôtes. J'entendais pouvoir jouir librement et sans contraintes du peu de temps qu'il me restait. François et moi voulions goûter chaque moment passé ensemble et pouvoir nous consacrer totalement l'un à l'autre.

Pour la première fois en cinq ans, depuis que nous nous étions installés au Moulin, nous allions enfin avoir le temps de profiter des lieux, du jardin, de la douceur de vivre merveilleuse qui caractérise cet endroit aux beaux jours. Jusqu'ici, nous avions consacré chaque journée aux travaux, à l'aménagement et à la décoration des espaces intérieurs, à la construction du site Internet et la création de nos outils de communication, nous avions débroussaillé, désherbé et paysagé les espaces extérieurs, créé un potager, planté une roseraie, aménagé un rond-point fleuri, dégagé une plage au bord de la rivière, tout cela sans répit, sans relâche. Jamais en cinq ans nous n'avions pu nous offrir un véritable temps de repos et nous mettre en vacances. Ce moment était enfin venu et nous allions en profiter pleinement.

Comment se prépare-t-on à quelque chose que l'on ne connaît pas, comme la mort ? Je n'en savais rien, j'apprenais progressivement sur le vif. J'expérimentais. Tous les jours, j'étais à bonne école et, en élève studieuse et appliquée, je faisais consciencieusement mes devoirs. Il me semblait de plus en plus clairement que la meilleure manière de faire était de vivre le plus harmonieusement possible chaque moment.

Pourquoi moi, pourquoi cela m'était-il imposé ? Qu'est-ce que j'avais bien pu faire pour mériter ça ? Parfois, à ma grande surprise, ces questions revenaient me hanter et c'était toujours douloureux. Puis, oscillant dans un sens tout à fait opposé, mon esprit cessait à nouveau totalement de chercher le sens de l'absurdité et de l'injustice de ma situation. Je n'y voyais plus aucun intérêt si tant est qu'il y en eût un à un moment donné…

Je ne voulais plus penser et me souvenir que des plus belles choses et des plus forts moments de ma vie, tel mon premier amour et le coup de foudre prodigieux que ce fut, dans un café non loin du Luxembourg. Alors que je poussais la porte du café, j'aperçus un profil qui se dessinait sur le mur du fond et soudain il y eut comme un éclair, un halo incroyablement lumineux qui nimba littéralement le visage de cet inconnu dont je ne pouvais déjà plus détacher mes yeux. Et puis aussi le souvenir d'une soirée pluvieuse dans une petite ville du sud de l'Angleterre où, dans les phares du taxi qui venait de le déposer, je découvrais par la fenêtre la silhouette de mon second grand amour qui venait me sauver du quotidien asphyxiant de la famille d'accueil où je passais quinze jours dans le cadre d'un séjour linguistique, pour m'emmener à Londres passer trois jours inoubliables d'amour, de déambulations et de shopping. Me revient aussi la douceur délicate du vélin des pages des *Louanges de la Croix* de Raban Maure ou de la Bible de Frédéric de Montefeltro illustrée entre autres par Domenico Ghirlandaio, manuscrits exceptionnels que j'eus la chance de feuilleter librement et d'admirer ainsi que beaucoup d'autres, seule, dans le magasin des manuscrits de la Bibliothèque vaticane à Rome dans le cadre d'une mission scientifique de numérisation qui me conduisit à vivre quatre mois dans la ville éternelle. Rendez-vous compte, quatre mois à Rome, à avoir entre les mains ce qui compte parmi les plus beaux manuscrits du monde ! Et ce souvenir là aussi, un de mes plus beaux et certainement mon préféré, celui du visage angélique, à la beauté saisissante, de mon fils nouveau-né, Quentin, que l'infirmière me déposait dans les bras juste avant de l'emporter au bain, son souffle doux sur ma peau, ses minuscules doigts fuselés, sa bouche adorable et mon cœur transporté, à jamais attaché viscéralement à cet enfant. Ou bien encore la fois où je vis Quentin marcher pour la première fois à neuf mois, triomphant, un sourire radieux aux lèvres, s'élançant pour la vie et à la conquête du monde, droit sur ses deux jambes et les bras au ciel. Et puis aussi cet instant merveilleusement troublant où, venant de lui ouvrir la porte les pieds nus, je découvrais le regard éperdu de celui qui allait devenir l'homme de ma vie, trempé jusqu'aux os après une traversée de Paris en scooter, pour ce qui était notre premier rendez-vous et dîner en tête-à-tête.

Et encore tant et tant de moments de rencontre absolue, de communion parfaite, d'amitié incroyablement intense, pourvoyeuse de joie, d'éclats de rire, de reconnaissance et d'accomplissement mutuels. Tant d'occasions inespérées et bouleversantes d'apprendre, de stimuler mon esprit, d'approcher au plus près la fascinante magie de ce monde, de la vie et de ses pulsations. Je découvrais ainsi et prenais conscience avec fascination de la prodigieuse succession de passés qui composait aujourd'hui mon présent.

Il allait me falloir une nouvelle fois informer Quentin de la situation. Au téléphone, ce serait terriblement difficile, je n'aurais pour le consoler, le rassurer et l'apaiser que le son de ma voix et des mots qui me paraissaient tous plus creux et inutiles les uns que les autres. C'était déjà bien assez déchirant de le faire souffrir, au moins devais-je être auprès de lui lorsque je lui infligerais tout ce chagrin. Je voulais pouvoir le serrer dans mes bras et caresser ses cheveux jusqu'à ce que ses sanglots s'apaisent. Il avait décidé de venir deux semaines en juillet, ce serait donc le moment.

Contre toute attente et en dépit des pronostics sévères des médecins, la chimio se passait incroyablement bien. Pour la première fois, je n'avais aucun effet secondaire ! Pas de nausées, de mucites ni de mycoses, pas de saignements, pas de douleurs musculaires, pas de maux de têtes, seules persistaient la fatigue, la toux et des démangeaisons cutanées. Je me sentais bien comme jamais je ne l'avais été depuis des mois ! J'étais censée perdre mes cheveux mais ceux-ci ne tombèrent pas le 17e jour comme attendu. Au début du mois de juin, je reçus cette fois-ci une dose complète de Carboplatine et de VP16 et dès la première nuit à l'hôpital, mes cheveux commencèrent à tomber un petit peu. La chute se prolongea ainsi, doucement, sur plusieurs jours, jusqu'à ce que je ressente des douleurs vives dans le cuir chevelu le 17e jour. Je m'installai alors sur la terrasse, face à un grand miroir qui reflétait le paysage verdoyant du jardin, et pour la seconde fois de ma vie, je me rasai le crâne. Cette fois-ci, j'étais beaucoup moins enthousiaste car cela n'avait évidemment plus l'attrait de la nouveauté ! Et puis c'est vrai que j'avais commencé à beaucoup aimer les coupes courtes que je me faisais faire depuis quelques mois. M'étant ainsi réconciliée avec mon image, je n'avais pas vraiment envie de changer de tête pour me retrouver à nouveau chauve durant plus de 5 mois, d'autant moins que je me rappelais parfaitement l'étrange visage maladif que j'avais eu après la chute de mes sourcils et de mes cils… Mais, bien que moins enthousiasmante, cette nouvelle alopécie ne me traumatisa pas pour autant. D'ailleurs, cette fois-ci, je n'envisageais plus de porter quoi que ce soit pour dissimuler mon crâne glabre. Je me montrerais telle que j'étais, sans cheveux, malade et sans fausse pudeur.

Levallois, juin 2015

Ma bien chère Véro,

J'ai découvert seulement hier ton super nouveau look en revenant d'Espagne où Laura et moi sommes allés passer quelques jours de vacances. Nous avons traîtreusement abandonné enfants et chien à mes parents et sommes partis en amoureux. Plus de devoirs à surveiller, plus de chien à promener, le rêve ! Depuis lundi, retour à la réalité du quotidien ordinaire, avec surtout beaucoup de travail pour boucler enfin le bouquin sur la cavalerie. J'en ai marre des militaires ! Voilà des semaines que je brasse des images de soldats, de champs de bataille, d'épées et de mousquets ! Laura a beaucoup de travail encore avec les conseils de classe mais sera libérée fin juin. Je t'envoie ci-joint quelques photos, peu de ton filleul malheureusement car en bon ado il fuit l'objectif surtout si c'est son père qui tient l'appareil. Maïlen prend encore volontiers la pose alors j'en profite avant la crise !

Je suis tellement heureux de lire que tu supportes bien le nouveau traitement ! Après tout ce que tu as enduré cet hiver, j'imagine quel soulagement ça doit être pour toi. J'espère de tout cœur que cela annonce enfin des jours meilleurs. Nous avons très envie de venir vous voir cet été, tu me diras le moment venu si tu te sens en assez bonne forme pour ça. Avant cela, Tristan aura passé les épreuves du bac français et nous espérons tous qu'il aura brillamment réussi !

Voilà ma très chère, ma tendre Véro, les dernières nouvelles parisiennes. Nous pensons tous très fort à toi et espérons que nous serons bien vite ensemble au cours de l'été. Je t'embrasse bien fort et avec la plus profonde tendresse. Une pensée aussi à l'ami François que je n'oublie pas et que tu embrasseras très fort de ma part.

Laurent

Tous les jours, je poursuivais assidûment la rédaction de ce récit. Imperceptiblement, je me mis à accepter l'idée d'une autofiction plutôt que d'un strict compte-rendu documentaire de mon expérience. Malgré mon épuisement chronique et des douleurs au niveau du foie qui m'empêchaient de garder longtemps la position assise, j'essayais d'être constante et d'écrire au moins une heure par jour. Je n'arrivais pas à savoir qui du corps ou de l'esprit tenait le coup, sans doute un peu des deux. Je me faisais parfois l'impression d'être un animal aux aguets : sens affûtés, perception accrue, attention soutenue. Comme le héros du roman *Le Diable au corps* de Radiguet, c'était comme si le fait de savoir ma vie menacée me permettait d'abandonner avec une stupéfiante aisance tout comportement délétère, toute temporisation ou report et mauvaise habitude dévoreuse de temps et d'énergie. Tout ça se mobilisait malgré moi. C'était certainement mon instinct de survie qui avait pris les commandes. Ma capacité de résistance m'étonnait vraiment beaucoup comme elle surprenait les médecins qui constataient, sans trop comprendre comment, que mon organisme tenait bon globalement malgré les attaques répétées des substances toxiques que l'on m'injectait et la progression virulente des cellules cancéreuses. J'encaissais toujours et encore, tenant plutôt bien la distance. J'en étais quand même à ma vingt et unième chimio !

Avec François, les liens étaient désormais si forts que nous vivions chaque instant dans la plus absolue réciprocité. Chaque jour, François m'encourageait et m'épaulait sans jamais défaillir, me témoignant une empathie infinie. Il m'aidait à retrouver mon énergie ou mon moral lorsque ceux-ci étaient engloutis par un accès de découragement ou une overdose d'effets secondaires. Il savait trouver alors les mots pour m'apaiser, pour me permettre de voir à nouveau les aspects positifs de la situation et je finissais toujours grâce à lui par regarder le verre comme étant à moitié plein plutôt qu'à moitié vide. Il m'était totalement dévoué et n'avait de cesse par exemple de chercher des recettes susceptibles de m'ouvrir l'appétit, des musiques qui me détendraient ou des films que j'aurais plaisir à voir. Chaque semaine, un bouquet de fleurs fraîches apparaissait sur mon bureau et une rose rouge sur ma table de nuit. Nous partagions ce vécu sans compromis, dans la plus grande véracité, nous montrant l'un à l'autre dans toute notre nudité intérieure. Les mots étaient devenus le plus souvent inutiles. Au travers de nos regards, nos âmes se parlaient en silence, d'une manière et à un niveau que nos paroles n'auraient probablement jamais atteint.

Au bout de trois chimios, je fis comme d'habitude un nouveau scanner. Nous étions à la fin du mois de juillet 2015. L'examen révéla que les métastases du foie avaient triplé de taille et que la tumeur du poumon avait grossi de 20 %. La maladie poursuivait donc sa progression létale, totalement insensible au traitement et à ma combativité. L'oncologue m'expliqua qu'il fallait changer sans attendre de protocole. En réunion pluridisciplinaire, les médecins décidèrent de tirer leur dernière cartouche : je fus intégrée à un essai clinique d'immunothérapie car par chance je correspondais aux critères nécessaires. C'était vraiment une chance car les tumeurs du poumon endocrines non à petites cellules sont un peu les parents pauvres des essais cliniques et des avancées thérapeutiques. L'oncologue répondit à mon exigence de transparence : c'était le traitement de la dernière chance. Je refusais cependant de dramatiser. Les choses suivaient leur cours, voilà tout. J'essayais de vivre cette situation du mieux possible, en conscience. J'aimais bien cette image de boire jusqu'à la dernière goutte le précieux breuvage de la vie.

Je reçus donc une injection de Nivolumab tous les quinze jours. Les derniers résultats cliniques donnaient un pourcentage de 40 % de réponse favorable, avec des malades ayant vu leur cancer réduire ou se stabiliser grâce à ce traitement. Mais après le scanner que j'effectuai au mois d'octobre, le médecin m'annonça que tout traitement était devenu inutile. Le cancer s'était généralisé malgré tous nos efforts, il y avait maintenant 7 tumeurs au foie, des métastases osseuses et au niveau de l'encéphale. Mon état allait désormais empirer de jour en jour. Je le sentais déjà depuis quelques semaines, ça ne se passait pas de manière brutale mais plutôt par petites touches, dans une succession ininterrompue de glissements, de pertes, d'amoindrissements qui faisaient descendre inexorablement, sans espoir de remontée, la jauge de mon énergie vitale. Je respirais de plus en plus mal, j'avais des nausées et de la peine à déglutir parfois, mon foie était devenu très douloureux et ne fabriquait plus correctement de protéines. En quelques semaines, des taches rouges apparurent sur ma peau et mes veines devinrent anormalement visibles, mes jambes se mirent à gonfler puis ce fut mon abdomen, mes muscles s'atrophièrent très rapidement car je bougeais de moins en moins et mes facteurs de coagulation chutèrent de moitié. Le taux d'ammoniac dans mon sang devint très élevé et je me mis occasionnellement à avoir des moments de confusion mentale durant lesquels je voulais absolument nettoyer les sols à la brosse à dents ou partir skier dans les Pyrénées ! Tout mon organisme dysfonctionnait, irrémédiablement. Je fis l'expérience de toutes les variétés possibles de douleurs : celle qui broie, celle qui tord, celle qui pulse, celle qui brûle, celle qui vrille, celle qui perce comme une aiguille, celle qui dilate exagérément ou au contraire comprime à l'excès, la douleur sourde et lancinante, la douleur fulgurante comme une décharge électrique, la douleur spasmodique, enfin la douleur progressive qui atteint son paroxysme dans une sorte de semi-conscience proche de l'évanouissement. J'ai rencontré l'équipe des soins palliatifs, extraordinaire, d'une écoute rare, habitée par une vraie compassion et l'ambition de soulager de toutes les manières possibles les malades. On me posa une pompe à morphine de synthèse, d'une parfaite efficacité. François avait organisé mon hospitalisation à domicile, selon ma volonté. Des infirmières venaient trois fois par jour et la prise en charge était globalement très satisfaisante. Achever mon récit exigeait l'entier de mes forces, il ne m'en restait plus pour quoi que ce soit d'autre.

Brassac, octobre 2015

Mon tendre Amour,

Cette lettre, tu ne la liras qu'une fois que je me serai éteinte. Ainsi, pendant quelques minutes encore, le temps de sa lecture, ma voix résonnera à tes oreilles, sans doute encore très vivante, peut-être trop. C'est bête et très sentimental, mais je voulais rester encore un peu avec toi après ma mort, te parler encore un peu comme nous l'avons tant et tant fait tout au long de notre histoire. Je sais bien que tu penseras à moi souvent, que ces souvenirs seront tantôt apaisants, tantôt douloureux et insupportables. Mais là, avec cette lettre, il s'agit pour moi de te dire adieu, d'une manière qui sera certainement plus prolixe que celle que j'aurai employée, avec des mots, à l'ultime instant. Tu connais mon goût de l'écriture, tu sais combien je me suis toujours sentie plus à l'aise pour dire mes sentiments avec un stylo qu'avec des paroles. Alors voilà, mon tendre Amour, je t'offre ici notre dernière conversation épistolaire, même si cela restera malheureusement un monologue.

À la fin de ma maladie, nous avons eu tout le temps pour nous dire au revoir, pour nous dire combien nous nous aimions, nous rappeler les moments forts et magnifiques de notre amour. Pourtant, j'ai le sentiment de n'avoir pas su tout formuler. Je te dois tellement de joies, d'instants magiques et improbables, seul l'écrit pouvait me permettre de t'exprimer l'intensité et l'étendue de ma reconnaissance. Certes, en plus de quinze ans, il y a eu des moments de querelles, terribles, où nous avions l'impression que se déchirait à vif le lien qui nous unissait, comme si l'on avait arraché deux parties d'un même corps. Oui, notre amour, bien que fusionnel, ne fut pas exclusivement un tendre cheminement côte à côte. Toi avec ton côté colérique et moi avec ma susceptibilité, nous devions forcément traverser des tempêtes, affronter de redoutables orages, en sortir parfois exsangues et meurtris avant de parvenir à nous réconcilier. Tu disais que le conflit dans un couple est inévitable mais que ce qui était important c'était la manière que l'on avait de sortir du conflit. Et nous y arrivions toujours, en ayant gagné plus que perdu. Heureusement, il y eut plus souvent de merveilleuses périodes de calme enveloppant, de proximité tendre et complice, des jours d'indescriptible et troublante harmonie. Chaque jour partagé nous a permis de mieux nous connaître et nous découvrir, d'être plus respectueux et même admiratif de la singularité de l'autre. Souvent, nous avons été stupéfaits et amusés de constater que nous pensions à la même chose au même moment, nos âmes étaient sœurs, nous le savions très intimement. Nous partagions les mêmes éblouissements, les mêmes intuitions, les mêmes colères et indignations et aussi la plupart de nos rêves. Vivre l'un sans l'autre devint rapidement difficile, voire impossible, mille fois par jour il nous fallait pouvoir plonger dans le regard de l'autre, l'embrasser, se blottir contre lui et le serrer contre son cœur. Nous avions une confiance totale l'un envers l'autre et c'est ensemble que nous nous sentions le plus libres. J'ai toujours eu le sentiment de te devoir tellement… Toujours tu as soutenu mes projets, tu n'as jamais compté l'investissement de temps, d'énergie mais aussi d'argent que cela pouvait représenter. Je me lançais dans la mosaïque ? Tu m'aidais à mettre en œuvre le projet complexe que je m'étais mis en tête de réaliser. Je désirais faire du modelage ? Tu réfléchissais à la construction d'un plateau tournant pour me faciliter le travail. Je me lançais dans la création de tableaux d'objets et exprimais le désir de les vendre ? Tu réalisais un stand démontable pour que je puisse exposer mes tableaux sur les marchés, m'y accompagnais dès l'aube afin de m'aider à tout mettre en place… Toujours tu m'encourageais, balayais mes doutes, renforçais ma confiance en moi. Tu avais à cœur de me donner tous les moyens de mon épanouissement et tu m'étais indéfectiblement dévoué, de manière tout à fait incomparable. Aimant, attentionné, patient et inconditionnellement amoureux, tu as été dans mon cœur et dans mon esprit chaque minute de notre vie commune. Je t'emportais avec moi lorsque je partais travailler, mon cœur te câlinait quoi que je fasse et il me suffisait de penser à toi, à ton sourire et à ton regard pour calmer l'impatience que j'avais de te retrouver. Tu me traitais comme une reine, m'offrant régulièrement des présents choisis avec tant de soin et d'amour. Si je ne t'avais raisonné, tu aurais tous les jours fait une folie pour simplement me faire plaisir, réaliser un de mes rêves ou combler un de mes désirs. Avant de te connaître, je ne pensais pas qu'une telle relation fût possible. Et la vivre avec toi a donné à ma vie une dimension tout à fait exceptionnelle. Tu as été et tu seras toujours le roi de mon cœur, mon amour, mon amant, mon ami, mon confident, mon âme sœur, mon alter ego, mon bienfaiteur, mon ange, celui à qui j'ai confié ma vie, totalement et à jamais. Grâce à toi, l'amour et la tendresse auront été constamment présents dans ma vie malgré les soucis, les difficultés et les obstacles que nous avons rencontrés. Nous n'avons pas été épargnés par les épreuves de la vie mais, au milieu de toutes les tourmentes, nous avons toujours su rester solidaires, bienveillants et soucieux l'un de l'autre. Chaque soir j'ai aimé me coucher à tes côtés et me réveiller dans tes bras au matin, je me suis vue vieillir auprès de toi, et même m'ennuyer ou ne rien faire était agréable avec toi ! Chaque moment en ta compagnie fut dense, riche, plein comme un œuf, porteur de vie et d'espérance, de bonheur et de confiance. Malgré tout cela, il va falloir nous quitter. Je vais passer de l'autre côté, au-delà de l'horizon, bientôt il ne restera plus de moi que des cendres et des souvenirs. Comme tu vas me manquer ! Je ne serai plus sous tes mains caressantes, sous tes regards aimants ou blottie contre toi. Mais je serai partout où tu seras, avec toi et veillant sur toi, blottie dans ton cœur et m'efforçant de le soulager de sa peine. Les liens qui nous unissent ne peuvent se défaire avec la mort. Nous nous retrouverons, je le sais, et d'ici là, je t'attendrai quelque part, dans la lumière où un jour nous serons à nouveau réunis.

Mais, d'ici là mon Amour, je veux que tu sois heureux et que tu vives. Vis deux fois plus intensément, sois deux fois plus heureux car chacune de tes joies sera une des miennes, chacun de tes bonheurs me comblera. Ne laisse pas le chagrin ni le dégoût de la vie s'installer. Au contraire, voyage, découvre, expérimente, partage, aime à nouveau, je t'en prie. Veille sur mon fils aussi, rassure-le de ton amour, quoi qu'il arrive. Vous êtes tous les deux ce que j'ai de plus cher au monde. Que tout l'amour que j'ai pour vous continue à vivre dans l'amour que vous vous témoignerez l'un à l'autre. Veille aussi sur toi, cultive les talents de l'être magnifique que tu es et garde-moi, simplement, vivante dans ton cœur.

Je t'aime, pour l'éternité.

Véro

Au fil des semaines, je me mis de plus en plus souvent à contempler la vie un peu comme au travers d'une vitre un jour de pluie, tel que j'aimais le faire enfant, assise des heures durant dans le silence de l'appartement familial qui donnait sur un grand boulevard parisien. Je ne trouvais pas ça triste alors. La pluie ne me rendait pas mélancolique à cette époque. Aucunement. C'était au contraire un spectacle à la fois reposant et fascinant, où tout brillait sous l'ondée, où les apparences des choses se révélaient autres, mouvantes et glissantes. Je contemplais la ville ruisselante avec un détachement très apaisant. Les infinies nuances de gris du ciel orageux habillaient tout le paysage urbain d'une subtile élégance, c'était beau, comme l'intemporalité du noir et blanc. Comme une sorte d'éternité.

Je maintenais le plus que je pouvais ma vigilance afin de ne plus vivre le moindre instant sans intensité. Je ne voulais plus être dans le futile mais tentais malgré tout de cultiver la plus grande légèreté possible. Au quotidien, la perte de l'avenir avait été remplacée par une inédite et très impressionnante intensification du présent. Sans que je comprenne bien comment, l'expérience personnelle et singulière que je faisais de la maladie incurable me guidait chaque jour un peu plus vers quelque chose de plus universel. Certains jours, je n'y arrivais pas du tout car cela exigeait un minimum de forces psychiques. J'acceptais alors cette incapacité et me laissais aller à ma faiblesse. Cet abandon était tout à fait délectable. Le plus souvent, dès le lendemain, je parvenais de nouveau à poursuivre cet idéal d'élévation.

Genève, octobre 2015

Ma très chère Véro,

Je t'écris alors qu'il tombe une pluie battante et que les enfants sont couchés. Je m'en veux beaucoup de ne pas t'avoir écrit depuis si longtemps. Le temps me file toujours entre les doigts. J'ai l'impression que la rentrée scolaire était hier alors que nous sommes déjà presque fin octobre ! Le travail m'accapare beaucoup et je suis toujours en train de jongler entre les différentes facettes de ma vie. Heureusement, les filles sont jusqu'ici passées au travers des rhumes et rhinites qui accompagnent souvent les premiers frimas d'octobre. Tu es chaque jour dans mes pensées et j'espère de tout mon cœur que tu ne souffres pas trop. Les dernières nouvelles que tu m'as données m'ont glacé le sang et plongée dans une colère incroyable. Je suis tellement désolée face à tout ce que tu affrontes avec tant de courage. Je me sens tellement impuissante et inutile ne sachant comment t'aider ou te soulager. Je sais que tu es d'une grande et presque redoutable lucidité au sujet du temps qu'il te reste à vivre mais je n'arrive pas encore à accepter pour ma part que tu puisses nous quitter d'ici quelques semaines, voire au mieux quelques mois. Je suis profondément reconnaissante à la vie de m'avoir permis de te rencontrer et j'aimerais tant pouvoir poursuivre encore longtemps notre lumineuse amitié. Je crois que ce que nous sommes, nous le serons aussi au-delà, que rien ne s'arrête, mais même si les liens d'amitié sont éternels, me préparer à te quitter est terriblement difficile… Je pense aussi beaucoup à François et j'aimerais tant pouvoir mieux le soutenir et le réconforter.

Je suis avec toi chère Véro, à tes côtés par le cœur et la pensée, je me remémore très souvent les nombreux moments que nous avons eu la chance de partager, nos éclats de rire, nos visites d'expos, nos dîners à Lausanne ou à Genève, nos escapades entre filles, toujours si chaleureuses et forcément trop rares. Je garde précieusement tous ces trésors bien vivants dans mon cœur et je te remercie à chaque fois de les avoir rendus possibles. Je t'adresse mes plus tendres pensées et t'embrasse du fond du cœur avec toute mon affection.

Saskia

Je regardais souvent autour de moi le décor de ma vie, les objets personnels, tableaux, livres ou bijoux qui m'avaient accompagnée jusqu'ici. C'était moi qui faisais le lien entre toutes ces choses, moi qui en connaissais l'origine ou l'histoire, moi qui les avais choisis et rassemblés. Ils avaient chacun un sens particulier dans le cours de mon histoire personnelle. Mais que signifieraient-ils pour les autres ? Une fois morte, ces objets retourneraient d'une certaine manière à leur anonymat et perdraient la signification et toute l'importance que je leur avais donnée. Ils connaîtraient une autre vie. Mi-novembre, j'ai désiré voir une dernière fois mes proches, ma famille et mes amis avant d'être trop dégradée et trop faible physiquement. Je tenais à leur remettre en mains propres les objets personnels que j'aimais le plus et que pour chacun d'eux j'avais choisi de leur donner, en leur expliquant pourquoi. Mon frère et tous mes amis vinrent ainsi me voir entre le mois de novembre et le mois de décembre. Nous savions tous qu'il me restait peu de temps, aucun ne fit semblant de ne pas savoir. La tristesse et le chagrin se lisaient sur leurs visages et ce n'était que fugacement que mes sourires parvenaient à les en chasser. Soucieux de comprendre ce que j'éprouvais, aucun d'eux n'a jamais minimisé les souffrances, tant physiques que psychologiques, que je traversais. Ils n'ont jamais eu peur de regarder en face l'ennemi que j'affrontais. J'en ressentais une immense gratitude. Tous furent magnifiquement courageux et aimants. Je demandais à chacun de me pardonner si je les avais blessés ou déçus par le passé, je les remerciais pour tout ce qu'ils m'avaient apporté et offert depuis que nous nous connaissions et je leur disais aussi la joie que j'éprouvais de les avoir rencontrés. Je les encourageais à profiter et à jouir pleinement de la vie. À chacun je pus dire sereinement que je l'aimais et que j'étais certaine qu'un lien d'amour, indéfectible, perdurait éternellement entre les deux faces de la réalité, entre la vie que nous connaissons, un peu, et la mort, dont nous ignorons tout. Nous n'étions pas gênés par le silence qui s'installait souvent à la fin de nos échanges, tout au contraire. Des larmes coulaient parfois, mais il y avait aussi de merveilleux sourires, des étreintes, des caresses d'une infinie tendresse et douceur. Nos cœurs communiaient sans mots dire et nos âmes étaient comme grisées par une ivresse délicieuse, à la mesure de la joie que nous ressentions à être là, ensemble, simplement.

« À la fin de la vie, seules trois choses importent :
combien nous avons aimé, avec quelle bienveillance nous avons vécu,
avec quelle grâce et quelle dignité nous avons pu lâcher prise
de ce qui ne nous était pas destiné. »
Bouddha

Vivre le détachement

Avec le début de l'hiver, vint alors le temps du nécessaire détachement. Quentin vint passer quinze jours avec nous pour Noël. Il ne me quittait pas, restait continuellement assis à côté de moi, me rafraîchissait le visage ou redressait mes oreillers, me tenait la main avec une tendresse bouleversante. François et lui se relayaient pour veiller sur moi et s'assurer de mon confort. Comme je leur étais reconnaissante de tout cet amour ! Malgré tout, une force intérieure me conduisait doucement à renoncer à la vie, à me libérer des liens affectifs, physiques et même routiniers que j'avais avec elle ainsi qu'avec tous mes proches. C'était parfois délicat et très bouleversant car je devais laisser le poids de leur angoisse aux autres, plonger dans leurs yeux pleins de larmes et accepter de les abandonner sans culpabiliser ni éprouver une trop ravageuse tristesse. L'usure de mes fonctions vitales et mon affaiblissement général facilitaient beaucoup ce détachement salutaire. Tout le processus de la maladie m'y conduisait depuis des mois et là je sentais bien que le phénomène s'accélérait. Pour mes parents, l'épreuve était devenue insupportable. Une partie d'eux-mêmes était entrée comme moi en agonie. J'approchais de l'épilogue et j'avais eu largement le temps de m'y préparer. Je sentais que plus j'approchais de la fin de mon chemin, moins j'avançais vers l'inconnu et plus j'allais vers moi-même. J'avais pleinement confiance, je ne ressentais pas d'angoisse même si au fond de moi je n'en revenais franchement pas de vivre de tels moments avec une pareille sérénité !

Brassac, novembre 2015

Mon Quentin adoré, mon fils chéri que j'aime plus que tout,

Tu le sais, malheureusement bientôt nous serons séparés car la maladie m'aura emportée. Mais si tes yeux ne pourront plus me voir et tes mains me toucher, écoute ton cœur, tu m'y trouveras toujours, quoi qu'il arrive. Je serai toujours avec toi, je veillerai sur toi, même lorsque tu seras devenu un vieux monsieur ! Mon amour pour toi ne mourra pas avec moi. Car un tel amour est éternel, il est plus fort que tout et t'accompagnera toute ta vie. Le jour de ta naissance a été et restera le plus beau jour de ma vie. Lorsque je t'ai vu pour la première fois, c'est comme si je t'attendais, toi, précisément, depuis toute éternité. Je t'ai aimé à la seconde même où je t'ai vu, je t'aimais déjà d'ailleurs depuis ta conception et de façon plus mystérieuse sans doute depuis toujours. Lorsque la sage-femme t'a déposé dans mes bras, tu étais tel un Dieu apparaissant en ce monde, tu dégageais quelque chose d'indicible et de fascinant, ton aura était magnifique. Je ne parvenais pas à détacher mes yeux de ton visage merveilleusement paisible. Là, dans la salle d'accouchement, nos âmes se sont immédiatement reconnues et parlé. Elles étaient liées depuis toujours et à jamais. Ce n'est pas la mort qui pourra les empêcher de continuer à communier l'une avec l'autre, je le sais. Garde vivants, en toi, les souvenirs des meilleurs moments que nous avons eu la chance de partager, cultive ta joie de vivre et développe ta capacité à aimer, tous les jours, sans relâche, et tu seras alors heureux quelles que soient les circonstances. La vie est ainsi faite, mélange de joie et de chagrins et il nous appartient d'y cultiver envers et contre tout du bonheur car c'est ainsi que peut s'épanouir notre humanité. C'est très court une vie d'homme pour s'accomplir et donner le meilleur de soi-même, il ne faut pas perdre de temps. Sois le plus possible attentif aux autres, à ceux qui t'aiment et que tu aimes, prends soin d'eux avec respect et bienveillance, comme tu voudrais que l'on veille sur toi. Trouve la part insubstituable de toi-même, ce qui fait que tu es unique car ainsi tu trouveras ta place et la raison de ton existence, le sens profond de ta vie. Développe ta nature et accomplis-toi pleinement en tendant toujours vers le bien, en écoutant le plus possible cette petite voix intérieure qui sait si bien ce qui est bon ou non pour toi. Aie confiance en toi, aime-

toi toujours, améliore-toi quoiqu'il arrive, et surtout ne renonce jamais à être heureux et à aimer.

Je ne t'ai sans doute pas assez dit combien je t'aimais, combien ta vie m'était précieuse et essentielle, ton bonheur indispensable. Je regrette du fond de mon cœur toutes les insuffisances qui furent les miennes en tant que maman. Je sais que j'ai malheureusement commis bien des erreurs en tant que parent, que je n'ai pas toujours su répondre comme il l'aurait fallu aux manifestations de ton caractère et de ta sensibilité. À chaque fois que je le constatais, mon cœur se déchirait. J'ai toujours essayé de faire au mieux pourtant mais, parfois, le mieux ne suffit pas car il ne correspond pas à ce dont l'autre a besoin. Il m'a fallu du temps pour le comprendre et l'accepter. L'adolescence que tu as connue fut terrible. Pour toi et pour nous. Je me demandais tous les jours comment nous avions pu être si proches lorsque tu étais enfant et comment nous pouvions être si éloignés depuis tes 13 ans. Ce fut long et douloureux mais nous avons réussi à nous retrouver, à nous dire à nouveau combien nous nous aimions et c'est finalement la seule chose qui compte. Rien ne pouvait me rendre plus heureuse.

Tu es devenu aujourd'hui un adulte déterminé, loyal, courageux, sensible et lucide à la fois, quelqu'un que j'admire beaucoup et dont je suis très fière. À chaque fois que je pense à toi, j'ai le cœur qui s'emballe et un sourire me monte aux lèvres. Tu es le grand trésor de ma vie. Promets-moi de rester proche de François, de prendre soin de lui et de lui témoigner toute ton affection. Il va terriblement souffrir lui aussi et il aura besoin de toi comme tu auras besoin de lui. Je te demande pardon pour toutes les peines que j'ai pu te causer, et aussi pour celle que je te cause aujourd'hui en quittant ce monde un peu trop tôt. Merci pour toute cette lumière que tu as répandue et que tu répands autour de toi, pour tous ces bonheurs merveilleux que tu as semés dans ma vie. Je les emporte tous avec moi, dans mon cœur, où ils resteront vivants à jamais. Comme je resterai à jamais vivante dans ton cœur. Où que je sois, de là où je serai, je veillerai sur toi, toujours.

Cherche une étoile particulièrement brillante dans le ciel et, à chaque fois que tu la regarderas, tu pourras y voir la flamme éternelle de mon amour pour toi, que rien, ni la mort ni le temps, ne saurait éteindre.

Je t'aime, mon Cœur. Pour toujours. Sois heureux sans attendre.

Maman

Désormais, je n'étais plus dominée et assaillie principalement que par des considérations médicales, ce qui me révélait chaque jour un peu plus l'extrême impuissance dans laquelle j'étais face à l'irrémédiable déchéance physique qui était la mienne. Pourtant, malgré cette ultra présence du corporel, il me semblait que je gagnais de plus en plus en légèreté et en évanescence du côté de l'esprit. J'éprouvais une sorte d'écoulement continu de mes forces vitales, comme si quelque chose de fluide s'échappait de moi, de façon naturelle et régulière, hémorragique. Tout devenait de plus en plus flottant et c'était assez agréable. Les infirmières avaient installé une pompe à morphine et je pouvais gérer confortablement les assauts de la douleur. J'accueillais chaque moment d'accalmie et d'apaisement de la souffrance avec une sorte de gratitude sereine et tranquille, sans excès de plaisir ni d'espoir, me laissant traverser par mes ressentis et mes émotions aussi pénibles furent-ils, les regardant passer comme j'aurais regardé passer un train à distance.

Et tandis que là quelque chose en moi s'affaiblissait, je ressentais en contrepoint la force que m'apportait l'apaisement de l'abandon, la non-résistance à cette lente et inexorable descente. Grâce aux antidouleurs, je n'étais plus continuellement aux prises avec mon corps physique, j'étais enfin extraite du rythme devenu si douloureux de mes principales fonctions naturelles et je ne subissais plus la tyrannie de leur dysfonctionnement. En contrepartie, je faisais la découverte de ce corps intérieur, fait exclusivement de pensées, de mots et d'esprit, où continuellement mon âme m'inspirait, ayant de plus en plus l'intuition de cet Invisible qui nous fonde, nous anime et nous survit certainement. En quelques mois, la maladie avait complètement spiritualisé ma vie. Plongeant ses racines dans le terreau fécond de mes maux, la fleur incandescente du mysticisme s'était comme épanouie au fond de moi. J'en étais aussi émerveillée que stupéfaite ! Et si nous étions nous-mêmes, tout simplement, dans cette transmutation du physique au spirituel, cette fameuse Pierre philosophale que les alchimistes recherchent depuis des siècles ? J'aimais beaucoup cette idée.

Plus je m'affaiblissais, me retournant sur ma vie pour en faire le bilan, plus j'avais la certitude intérieure d'avoir entrepris tout ce que j'avais à faire, dans le temps qui m'était imparti. Chaque jour grandissait la conviction – ou la conscience – qu'aucune pièce ne manquait au puzzle de ma vie, que l'accomplissement était complet. Mes regrets avaient tous disparu ! J'avais traversé bien des frontières pour arriver enfin jusqu'à moi et je savais désormais – avec la certitude d'une intuition – que je n'aurais pu faire mieux avec ce que j'étais et ce que la vie m'avait donné. Tout était accompli. Tout était bien.

Finalement, remettant en cause la volonté que j'avais encore quelques mois auparavant, je décidais de ne pas mourir en Italie devant un sublime paysage de Toscane. J'avais fait le choix très réfléchi de m'éteindre chez moi, dans mon environnement familier, au milieu de mon univers de livres, de tableaux et d'objets. La Toscane, de toute façon, je l'avais en moi, dans la tête et dans le cœur, dans mes rêves, elle m'accompagnait partout. J'éprouvais un besoin presque physique d'écouter tous les jours de la musique, de feuilleter des livres d'art, d'admirer par la fenêtre la lumière qui perçait au travers des frondaisons, il me fallait de la beauté, toujours plus de beauté. Je câlinais sans fin notre chatte Lilou dont les ronronnements me berçaient de manière très apaisante. François était à mes côtés du soir au matin, il veillait sur mes moindres besoins, anticipait mes demandes, m'enveloppait continuellement de tendresse. Nous allions, quand je le pouvais, marcher un petit moment dans le jardin, toujours main dans la main, silencieux et heureux. Je contemplais les massifs que j'avais d'abord dessinés avec passion puis composés au fil du temps avec patience, les rosiers que j'avais amoureusement plantés, le potager que j'avais imaginé tant de fois avant de pouvoir le réaliser et le garnir de jolis rangs alternés de fleurs et de légumes. Tout ressemblait cette année à ce que j'avais voulu en faire depuis notre arrivée. C'était beau et harmonieux, légèrement bohème, et travaillé dans le sens du naturel, un vrai bonheur des sens. Si nos successeurs en ces lieux y étaient également sensibles, ils conserveraient ces plantations et tout ce délicat travail, cela me survivrait. Y songer ainsi me procurait une joie indicible.

Je ne craignais plus désormais de passer du côté invisible et mystérieux de la vie mais au contraire j'y aspirais, comme on aspire à une exaltante et prometteuse aventure ou à un repos bien mérité. J'étais prête à mourir à cette vie en étant à la fois dans la maîtrise – celle des circonstances, du lieu et de la manière – et en même temps dans l'abandon total et la confiance. Le fait d'accepter désormais tranquillement de mourir ne provenait pas d'un brutal regain de désespoir. Tout au contraire, j'avais espéré guérir, puis j'avais espéré obtenir une longue rémission et maintenant j'espérais simplement être délivrée du fardeau qu'était devenue la vie pour moi et de la responsabilité qu'impliquait aussi le fait d'exister. J'avais découvert depuis peu une source en moi qui n'avait que faire de l'espace et du temps, des frontières entre ce qui était visible et ce qui ne l'était pas, une source d'énergie qui passait d'un monde à l'autre. Et au-delà. J'étais sereine. Je n'avais plus aucune peur. J'avais même parfois l'impression d'être aussi vieille que l'humanité, comme si toutes les portes de ma perception s'étaient ouvertes. Je faisais l'expérience la plus déroutante de ma vie et je m'en émerveillais en permanence !

Pourtant, les semaines passaient et la mort n'était pas encore là. Elle s'approchait, se faufilait, s'immisçait de plus en plus partout mais se faisait toujours attendre et désirer. J'étais là, un peu comme entre deux mondes, encore ici mais déjà plus tout à fait là, déjà ailleurs mais pas encore vraiment partie, passagère presque clandestine de la barque de Chiron qui, pour des raisons insondables, connues de lui seul, s'était arrêtée au milieu du fleuve, suspendant indéfiniment le temps du passage. Entre deux mondes donc, encore un peu. Parfois, j'étais saisie par une profonde lassitude et j'éprouvais l'intense désir d'être prise dans le courant. Être emportée, quel soulagement… Mais cela n'avait pas lieu. J'ai eu plus d'une fois la fugitive illusion d'avoir atteint, enfin, le point ultime et tant attendu, celui de la délivrance, croyant que j'allais pouvoir lentement glisser de mon radeau de naufragée pour couler, enfin libérée, dans les ondes fraîches. Mais non, ça n'était pas encore le moment de rompre définitivement les amarres. Revenait alors, émergeant d'un épais brouillard mental, cette lancinante et impérieuse question : combien de temps encore ? J'avais décidé d'accompagner ce que j'avais à vivre jusqu'au bout, au plus juste, avec curiosité et lucidité, mais je commençais désormais à reconnaître ma faiblesse et mes limites, renonçant totalement à l'héroïsme si cela en était. J'osais encore imaginer, fugacement, mais peut-être était-ce déjà du délire, dilapider mon temps avec confiance pour durer encore un peu dans cet état troublant mêlant douleur, abandon et grâce, pour faire plus longuement cette expérience d'un temps où vivre et mourir ne font plus qu'un, où tout se rejoint, s'éclaire et se révèle. Un matin, pourtant, ce fut très clair. J'avais atteint les limites de ce que je jugeais acceptable et digne pour moi. J'étais prête à embrasser la mort, enfin. Et comme elle tardait à venir, j'irais donc à sa rencontre. J'allais m'épargner les horreurs de l'oubli incontinent de soi et de l'interminable agonie. J'allais mettre un terme moi-même à cette vie que j'avais reçue et dont je ne saurais jamais si ce que j'en avais fait aura eu la plus petite incidence positive sur ce monde. Pour ma part, je refusais d'y ajouter plus de souffrances. C'était assez. J'avais bouclé la boucle.

Allongée dans les bras de mon Amour, ayant demandé à bénéficier d'une sédation profonde, j'écoutais la musique que j'avais souhaité pour cet instant, les Suites de Bach interprétées au luth par Hopkinson Smith. François avait fleuri avec une grande délicatesse tout l'espace autour de moi, la senteur des roses et des lys m'envahissait délicieusement, c'était un ultime mais prodigieux bonheur des sens. Et lentement, je quittais cette vie et ce corps, devenu l'instrument d'un inutile supplice, mettant ainsi un point final à l'histoire qui fut la mienne. Je songeais à mon fils, son si beau sourire bienveillant et radieux était avec moi à cet instant et je l'ai emporté. Je savais que sous quelque forme que ce soit, je continuerais à veiller sur lui et sur François. Je m'interrogeais juste un instant encore, à demi consciente, sur la manière de partager, à travers ces dernières lignes que je dictais à François, quelque chose de plus grand que moi, jusqu'au tout dernier moment. Je ne me jugeais plus, depuis longtemps, je tentais juste de faire jusqu'au bout ce que j'avais commencé : accomplir simplement la quête de ce véritable trésor d'enseignement, consigné sous la dictée du cœur, qui est que mourir fait pleinement partie de la vie. Je l'avais vécu et compris, totalement. J'étais allée au bout de moi-même. Au bout de ma vie.

« Nous sommes des êtres spirituels
venus vivre une expérience humaine. »
Teilhard de Chardin

« Je n'ai rien fait d'aujourd'hui.
– Quoi ? N'avez-vous pas vécu ? C'est non seulement la plus fondamentale mais la plus illustre de vos occupations. »
Montaigne

Le dernier été ?

À partir du mois de mai 2015, je me suis tranquillement préparée à vivre mon dernier été tout en acceptant aussi l'idée que rien ne se passe comme les médecins me l'annonçaient et comme une partie de moi-même aussi le pensait. Je continuais à croire, en dépit de toute logique, que j'étais bien plus loin de tirer ma dernière révérence que ne le laissait augurer la situation.

Les réservations étaient tellement réduites que nous décidâmes sans le moindre scrupule de ne pas ouvrir notre maison d'hôtes. Nous avions besoin de profiter du temps qu'il me restait mais aussi de ces lieux que depuis cinq ans nous n'avions pas pu apprécier un seul instant en dehors des travaux et du travail. Enfin, nous allions pouvoir nous abandonner totalement au plaisir ineffable de la vacuité et du farniente, de l'égrènement prodigue du temps. François cherchait sur Internet des informations sur sa future reconversion et nous en discutions beaucoup. Depuis toujours, il avait un goût marqué pour le travail du bois et s'imaginait volontiers ébéniste-menuisier. Comment savoir si une telle activité, initiée à plus de cinquante ans, serait ou non assez lucrative pour nous permettre de vivre confortablement ? L'univers de la prothèse dentaire le tentait aussi, plus rassurant en termes de débouchés et de revenus, mais le faisant moins rêver. J'avais des doutes, parfois des craintes et François aussi. Une fois de plus nous nous trouvions devant un choix déterminant à faire et les éléments susceptibles de nous aider à prendre une décision nous manquaient cruellement. Mais nous avions plein de nouveaux projets, de nouvelles envies, un appétit de vivre gargantuesque et toute une vie à réinventer. C'était plus fort que tout le reste, ça nous permettrait de balayer les obstacles. De mon côté, je poursuivais assidûment mon travail d'écriture. Tous les jours, malgré la fatigue constante, je m'astreignais à rédiger durant une à deux heures, ne lâchant surtout pas le bénéfice que la régularité m'apportait dans ce projet. Je ne me demandais pas si oui ou non je parviendrais au bout de cette entreprise, j'écrivais, c'était tout. D'ailleurs, je m'étais mis à écrire dans ma tête, tout le temps, sous la douche, en mangeant, en marchant, en dormant même !

Toutes les anciennes questions sur le pourquoi de ma maladie avaient totalement disparu. Je ne cherchais plus depuis longtemps le sens de l'absurdité et de l'injustice de ma situation car cela n'avait plus désormais le moindre intérêt pour moi. Puisque cette maladie avait une place dans ma vie, c'était pour que j'en tire des leçons que je n'aurais jamais pu apprendre autrement et que donc il fallait que j'en passe par là.

Un grand tri s'était effectué dans bien des domaines de ma vie. Les personnes que nous avions rencontrées dans la région s'étaient toutes tenues éloignées de nous depuis le début de ma maladie hormis un couple d'agriculteurs à la retraite qui habitait tout près de chez nous. C'est, paraît-il, quelque chose de très fréquent ; la maladie fait peur, le cancer plus encore. Beaucoup de gens, nombrilistes et autocentrés, ou trop faibles moralement pour faire face à leur propre peur de la mort, s'éloignent et coupent les ponts. Ils prennent au mieux des nouvelles de loin, se donnant ainsi bonne conscience. Mais ils ne savent pas être là. Juste avant ma récidive, nous avions eu la chance de rencontrer un couple de retraités mais jeunes mariés, avec lesquels nous avions beaucoup sympathisé et qui s'étaient révélés au fil des mois des amis extrêmement fidèles, pleins d'empathie et profondément bienveillants. Les défections de ceux en qui j'avais par erreur placé ma confiance ne m'atteignaient pas vraiment, alors qu'il était évident qu'avant le cancer et ses péripéties, ma sensibilité habituelle m'aurait certainement fait ressentir une cruelle morsure devant cet abandon. De plus en plus spontanément, sans plus avoir à y penser, je balayais ainsi toutes les sources de chagrin, d'amertume ou de déception et m'attachais exclusivement aux belles et bonnes choses. Si je voulais me remémorer mon passé à l'occasion de quelque excès intempestif de mélancolie, tous les épisodes douloureux avaient soudain comme disparu de mes souvenirs ! J'étais devenue complètement amnésique du négatif ! Je considérais chaque moment comme une étape indispensable et édifiante de mon parcours. Chaque chose était donc à sa place.

J'appréhendais malgré tout le moment où il faudrait que je parle à Quentin de la situation. Cette fois, à la différence du mois de décembre, j'étais à l'aéroport mi-juillet pour l'accueillir lorsqu'il vint pour quinze jours de vacances. À peine était-il sorti de l'avion que je l'étouffais de baisers. Dans la voiture, déjà, il me demanda des nouvelles de ma santé et je lui annonçais donc que j'étais de nouveau en traitement pour des métastases au foie cette fois-ci. Il encaissa le choc et ses yeux furent immédiatement noyés de larmes. Je l'encourageais doucement à ne pas se laisser emporter par le doute ou la peur. Je lui répétais que personnellement je croyais pouvoir gagner encore du temps sur la progression de la maladie, que je le sentais en moi et que si cette conviction me permettait de me battre avec beaucoup d'acharnement elle pouvait aussi l'aider à garder espoir. Et puis vu que personne ne savait de combien de temps il disposait pour vivre, le plus important c'était finalement de cultiver chaque instant de bien-être, de partage, de bonheur et de ne surtout pas perdre de temps à redouter ce qui de toute façon arriverait un jour ou l'autre. Petit à petit, je vis s'effacer le voile sombre qui avait terni son regard et les battements de son cœur revinrent à la normale.

Bercé dans la chaleur de mon étreinte, mon fils se ralliait avec toute la force du désespoir à mon désir de victoire.

Contre toute attente, alors que les médecins m'avaient annoncé que ce quatrième protocole serait particulièrement dur, je le supportais incroyablement bien et pour la première fois je n'avais aucun effet secondaire. Quel délicieux répit ! Rien d'incommodant hormis la fatigue. Et la chaleur, car nous avions un début d'été caniculaire, avec des températures dépassant les 40 °. Je respirais mal et toussais beaucoup à nouveau. J'étais censée perdre mes cheveux mais ceux-ci ne tombèrent pas. Ils étaient beaucoup plus fins et avaient moins de tenue. J'eus donc envie, juste avant la troisième chimio, de me refaire couper les cheveux histoire que ça ait plus d'allure. Je les voulais plus courts mais pas rasés pour autant. J'étais décidée cette fois-ci à me créer un look plus branché et à tirer parti de cette coupe ultra courte. À ma demande, la coiffeuse dessina des arabesques sur le côté droit de mon crâne d'après un dessin que j'avais réalisé. J'adorais ! Cela devint donc un nouveau jeu, tous les matins, de choisir quel serait mon maquillage ou quel faux tatouage je dessinerais derrière l'oreille ou à la base du cou, quel bijou je porterais pour mettre en valeur ma nouvelle apparence. Je me réinventais et, alors que jamais je n'avais eu cette apparence, je me reconnaissais un peu plus de jour en jour.

C'était amusant aussi de constater à quel point je ne m'énervais plus pour un rien et que je râlais de moins en moins, adoptant naturellement la bonne distance avec tous les évènements pouvant survenir. Je prenais les choses comme elles venaient, sans avoir à me forcer. L'agacement et l'irritation ne faisaient plus partie de ma vie, enfin !

Avec François, tout était fluide, simple et léger. Il était indéfectiblement à mes côtés tout en assumant toutes les responsabilités du quotidien. Si jamais mon moral flanchait, même imperceptiblement, il le sentait et savait trouver les mots pour remobiliser mon optimisme et ma combativité. Notre amour n'avait jamais été aussi grand et aussi fort.

Au bout de trois chimios, je fis comme d'habitude un nouveau scanner, à la fin du mois de juillet 2015. Les résultats nous plongèrent dans l'euphorie et une forme de sidération : deux des trois métastases du foie avaient disparu et la troisième avait diminué de moitié ! Je me souviens avoir sauté de joie en bondissant littéralement de ma chaise. François souriait aux anges et répétait en boucle que c'était merveilleux. L'oncologue nous regardait avec un air complice et ravi, ses yeux étaient noyés de soulagement. Pour la première fois depuis l'annonce de ma maladie, je pleurais de joie. Elle m'expliqua qu'il faudrait malgré tout aller au bout du protocole de six chimios pour que l'effet soit totalement optimisé. J'étais prête à en faire encore dix s'il le fallait ! C'était galvanisant, cette excellente nouvelle me rendait toutes mes forces au centuple.

Entre-temps, comme si toute notre vie redémarrait soudainement, un acheteur nous fit une offre pour le Moulin et nous signâmes la promesse de vente au cours du mois d'octobre ! Fin décembre, nous avions signé la vente définitive et l'avenir, jusqu'alors totalement bouché depuis trois ans, s'ouvrit enfin à nouveau devant nous. Portés par l'effet dynamisant de mes résultats, nous nous lançâmes euphoriquement dans les préparatifs de notre déménagement. La fatigue me tenaillait mais je faisais toutefois ma part, tranquillement. Ce fut l'occasion d'un grand tri, longtemps rêvé mais jamais effectué, facilité cette fois-ci par une envie irrépressible de nous alléger et de repartir sur des bases totalement nouvelles. Avec jubilation, nous laissions derrière nous l'inutile, l'obsolète et l'encombrant. Une ravissante maison nous attendait à dix minutes de Toulouse, conciliant nature et calme avec la proximité d'un grand centre urbain. J'y avais une pièce toute réservée, un ravissant petit bureau donnant sur le jardin et la chaîne des Pyrénées au loin. C'était presque trop beau pour être vrai ! Pourtant, si le pire est possible, le meilleur l'est aussi, non ?

Novembre 2015. J'avais terminé le protocole de chimiothérapie, les tumeurs avaient encore régressé et je pesais à peu près le même poids qu'au commencement du traitement. Je me sentais toujours étonnamment en pleine forme. Je subis un nouveau bilan complet qui confirma qu'il n'y avait toujours aucune nouvelle métastase, ni dans le foie ni ailleurs. On me fit également une bronchoscopie avec prélèvement afin de vérifier l'éventuelle présence de cellules cancéreuses dans la tumeur primitive et les médecins ne trouvèrent rien là non plus. Tout ça me paraissait totalement miraculeux car, d'une certaine manière, absolument inexplicable.

L'oncologue m'annonça alors que j'étais considérée en rémission et que cela défiait carrément pour elle toutes les statistiques ! Je devrais évidemment me faire suivre de manière très rapprochée la première année, à savoir tous les 2 mois, si aucune récidive ne se déclenchait avant cela. On allait tenir mes bronches et mon foie à l'œil ! Elle insista sur le fait que j'allais encore être très fatiguée durant plusieurs mois, qu'il me faudrait être patiente et vigilante face au moindre symptôme qui se manifesterait durant ce qui pouvait s'apparenter à une très longue convalescence.

Libre, soudain je me suis senti libre, comme jamais auparavant. Mon temps m'appartenait de nouveau. Enfin !

Brassac, novembre 2015

Mon tendre Amour,

Cette lettre, il fallait absolument que je te l'écrive. C'est bête et sans doute très sentimental, mais je voulais qu'il reste une trace écrite de ce que j'avais à te dire car les paroles s'envolent trop vite et la mémoire nous joue parfois des tours. Tu connais mon goût de l'écriture, tu sais combien je me suis toujours sentie plus à l'aise pour dire mes sentiments avec un stylo qu'avec des paroles. Alors voilà, mon tendre Amour, je t'écris ici ces quelques lignes pour te témoigner de ma reconnaissance, infinie, pour tout ce que tu as fait, enduré, supporté, affronté, encaissé et souffert durant ces trois ans pendant lesquels j'ai combattu le cancer. Jamais tu n'as baissé les bras, jamais tu n'as imaginé jeter l'éponge, tu es resté indéfectiblement à mes côtés pour me soutenir, m'encourager, me consoler, me conseiller, m'aimer et me chérir dans la bataille. Tu m'as soignée, choyée, bercée, secouée aussi lorsqu'il le fallait. Cette victoire que les médecins nous ont annoncée hier, c'est à toi que je la dois, c'est la tienne. Je n'y serais jamais arrivée sans toi à mes côtés et ton inconditionnel amour.

Je te dois tellement de joies, d'instants magiques et improbables, de proximité tendre et complice, des jours d'indescriptible et troublante harmonie. Chaque jour partagé au sein de l'épreuve de la maladie nous a permis de mieux nous connaître et de plus nous découvrir, d'être plus respectueux et même admiratif de la singularité de l'autre. Là où tant de couples succombent, nous avons renforcé nos liens et agrandi notre amour. Vivre avec toi l'expérience du combat contre le cancer lui a donné une dimension tout à fait exceptionnelle. Tu es à jamais le roi de mon cœur, mon amour, mon amant, mon ami, mon confident, mon âme sœur, mon alter ego, mon bienfaiteur, celui à qui j'ai confié ma vie, totalement et à jamais. Grâce à toi, l'amour et la tendresse, la joie et les rires ont été constamment présents durant ma maladie malgré les coups de boutoir des traitements et toutes les incertitudes. Au milieu de toutes les tourmentes, nous avons toujours su rester solidaires, bienveillants et soucieux de l'autre. Nous étions toujours l'objet du désir de l'autre, la raison première de notre existence et une correspondance unique s'est établie entre nos âmes. C'est parce que tous les soirs, depuis que je te connais, j'ai aimé me coucher à tes côtés et me réveiller dans tes bras au matin que j'ai pu me voir vieillir à tes côtés, accepter les mutilations du combat et trouver au fond de moi une énergie de vivre que je ne pensais pas avoir.

Grâce à tout cela, nous allons pouvoir continuer notre chemin, plus forts et plus épris que jamais. Je serai toujours sous tes mains caressantes, sous tes regards aimants et blottie contre toi. Nous irons partout ensemble, veillant l'un sur l'autre, nous épaulant fidèlement, nous efforçant de soulager l'autre de toute peine et de lui procurer chaque jour le plus tendre des amours. La maladie a reculé mais elle reste à l'affût, il nous appartient maintenant de savourer le plus intensément possible ce temps inespéré qui nous est donné. Nous allons vivre comme jamais mon Amour, vivre deux fois plus intensément, être deux fois plus heureux car nous savons très consciemment aujourd'hui que chaque instant est précieux, unique et fragile. Nous allons réaliser nos aspirations sans différer, voyager, découvrir, expérimenter, partager, et nous aimer comme si nous allions mourir demain, puisqu'en effet la vie peut nous être ôtée à chaque instant et que le temps est parcimonieusement compté. Cultivons donc les talents qui sont les nôtres, sans perdre de temps, et surtout balayons les peurs, les conflits et les efforts inutiles. Allons à l'essentiel, ensemble.

La vie est devant nous, merci d'être là encore et toujours pour en faire avec moi le chemin, le sourire aux lèvres et l'amour au cœur.
Je t'aime. À jamais.

Véro

« Tout commence en nécessité et tout doit finir en liberté. »
Maurice Zundel

Vivre avec

Je m'empressais immédiatement d'annoncer l'incroyable nouvelle à mes proches, ma famille et mes amis. Je voulais leur faire au plus vite le cadeau de l'espoir, entendre leur joie et sentir l'étau de l'angoisse se desserrer à l'annonce de mon inespérée rémission. Et puis les remercier aussi de n'avoir jamais eu peur de regarder en face l'ennemi que j'affrontais, de s'être tenus indéfectiblement à mes côtés au plus fort de la bataille, leur exprimer l'immensité de ma gratitude devant le courage et la compassion qui avaient été la leur. Je savais que ma maladie avait été une véritable épreuve pour eux aussi et maintenant il s'agissait de profiter pleinement de la vie. Le cancer avait contribué à resserrer encore nos liens et il suffisait d'entendre les éclats de rires qui fusèrent et les cris de joie qui résonnèrent dans chaque téléphone pour percevoir à quel point nous étions tous émus et profondément heureux.

Au fil des semaines qui suivirent l'annonce de ma rémission, je me mis de plus en plus souvent à considérer ma vie comme un tableau, l'œuvre d'un maître dont je ne savais rien ou presque mais qui ne manquait pas de talent et où tout avait un sens, une raison d'être, une justification. Rien n'y était inutile ou superflu. Ôtez le plus infime détail et tout s'écroulerait. La maladie avait pleinement trouvé sa place au centre du puzzle de ma vie. Assez rapidement, au bout d'une semaine, j'ai senti que quelque chose se relâchait complètement au fond de moi. Mon combat se terminait enfin et si je n'avais pas vaincu la maladie au moins étais-je parvenue à la contenir. Mais, alors que j'avais tant rêvé retrouver la pleine maîtrise de mon temps, hors du cadre des traitements et des rendez-vous médicaux, voilà que je ne savais plus trop quoi faire de toutes ces journées rendues à elles-mêmes. Je passais d'une organisation tout hospitalière, avec planification des soins plusieurs semaines à l'avance, à un grand flou, une sorte de vide que je ne savais pas encore très bien comment combler. Je devais tout réajuster, mon rythme et mes objectifs, ma façon de me projeter dans l'avenir. Cette vie qui redevenait normale, en fait ça n'était plus tout à fait la mienne ou pas encore. Tout d'abord parce que mon corps portait les stigmates du rude combat que j'avais mené. Fatigue, toux, difficultés de concentration, incapacité à poursuivre sur la durée un effort physique même modéré, tout cela persistait et persisterait encore des années, exigeant une continuelle adaptation. Je ne retrouverais pas mon corps d'avant ni la vie qui allait avec. Et puis j'avais aussi profondément changé intérieurement. Je savais inconsciemment, depuis les débuts de la maladie, que je ne serais plus jamais celle que j'avais été mais aujourd'hui, à l'heure de l'arrêt des soins, je ne savais pas encore très bien comment fonctionnait cette nouvelle femme que j'étais devenue. Toute cette nouvelle donne devait se mettre en place et je devais quant à moi la faire mienne, l'accepter et en tirer parti, ne pas la subir mais en jouir.

Pour commencer, déposer complètement les armes, abandonner toute posture défensive et martiale, descendre enfin du ring et ôter les gants pour pouvoir espérer revenir à une manière de vivre plus distante de la combativité. Alors que depuis trois ans je n'avais fait que lutter, sans trêve, je devais maintenant revenir à une certaine douceur de vivre, tout en sachant que la menace restait là, suspendue au-dessus de ma tête, pouvant frapper à n'importe quel moment. J'avais de nouvelles habitudes à prendre, de nouveaux repères à construire, identifier les bases sur lesquelles allait pouvoir s'échafauder ma vie présente. Pour moi, le cancer était devenu une maladie chronique et c'était vraiment une chance car cela signifiait que j'étais encore vivante. Je devais vivre avec, comme d'autres vivent avec le diabète ou la sclérose en plaques, et ne pas me laisser envahir par cette menace qui faisait juste partie de ma vie, comme tant d'autres menaces potentielles. Ni plus ni moins. J'étais en rémission, un peu comme en sursis, avec quelque part le cancer tapi dans mes cellules et pouvant récidiver à tout moment, mais je me sentais prête à vivre plus intensément que jamais, fière et heureuse d'avoir combattu avec succès jusqu'ici. Après trois ans de familiarité avec le pire, j'étais bien décidée à renoncer définitivement à la tristesse et au mal de vivre. Je ne ferai pas de dépression post-cancer !

Je faisais en sorte de ne plus faire quoi que ce soit sans y mettre une attention soutenue, du cœur et de l'intensité, le plus que je pouvais en tout cas. Il n'était plus question de vivre futilement désormais mais, dans le même temps, je fuyais résolument toute forme de gravité. Mon expérience de la maladie m'incitait à rechercher la légèreté et la joie comme on cherche de l'oxygène, mais sans panique, plutôt avec toujours un certain détachement. Si durant l'épreuve de la maladie j'avais appris à vivre malgré toutes les souffrances et les peurs qui l'accompagnaient, maintenant que l'épreuve était derrière moi, il s'agissait plus que jamais de vivre pleinement, le plus sereinement possible. Fluidité, souplesse, ouverture et confiance étaient devenues mes nouveaux paradigmes. Dès que la moindre tension se faisait sentir, je lâchais prise, prenais du recul et adoptais le plus vite possible un comportement distancié qui me permettait de considérer cette tension comme optionnelle et donc tout à fait négligeable. Et je la laissais me traverser sans m'y accrocher afin qu'elle ne m'altère pas. Voilà, tout était là, je refusais désormais d'être altérée par les circonstances de la vie. C'était ma façon de me prémunir contre une éventuelle rechute, tant de la dépression que du cancer. Et de mettre en pratique la leçon de vie que j'avais apprise de la maladie.

À la différence de ce que j'avais fait durant des années, je me suis mise, très naturellement, à prendre mon temps, donc à prendre ma vie comme elle venait, tranquillement, avec confiance. Avec beaucoup plus de douceur aussi. Plus de précipitation ni de vitesse mais au contraire de la lenteur, du calme et de l'attention. Je savourais chaque instant. Nous avions bien des problèmes à résoudre pour réaliser et surtout réussir notre nouveau changement de vie mais, quoi qu'il se passât, il n'était plus question de laisser l'adversité occuper tout l'espace de ma vie. Il y avait beaucoup d'incertitudes devant nous, mais j'étais désormais capable d'accepter que cela fasse simplement partie de la vie. Comme le pépin fait partie du grain de raisin. Et j'appréciais même, avec beaucoup de soulagement, de ne plus vouloir contrôler tout ce qui allait se passer, les évènements qui allaient survenir et nous conduire vers telle ou telle direction. Je laissais venir, tranquille, de plus en plus confiante. De plus en plus présente et pourtant détachée.

Je songeais enfin sérieusement à faire de l'écriture mon activité principale. Je savais bien que désormais je ne pourrais plus faire défaut à l'exigence de ce besoin et qu'il ne me serait plus possible d'être au-dessous de ce qui m'appelait et fondait ma raison d'être. Sans la moindre once d'orgueil ou de prétention mais simplement aiguillonnée par une injonction de cohérence et de respect de ce que j'étais, je me détournais définitivement d'une destinée de convenance, sans caractère ou incomplète, faussement rassurante. Les maux du cancer m'avaient conduite à devenir qui j'étais sans oser l'être et qui je serais dorénavant. Et de ces maux naissaient désormais tous les mots que j'avais si longtemps enfouis en moi.

Brassac, novembre 2015

Mon Quentin adoré, mon fils chéri que j'aime,

Je t'écris pour partager avec toi tout le bonheur de cette bonne nouvelle : je suis en rémission ! Je n'ai plus de métastases au foie et la tumeur primitive du poumon est pour le moment totalement inactive ! C'est formidable, les médecins n'en reviennent pas, j'ai déjoué les pires pronostics et vais donc aussi bien qu'il est possible ! Je vais être suivie et surveillée bien sûr mais il n'est plus question actuellement de traitement. Les menaces s'éloignent, je suis folle de joie et je sais combien tu vas également te réjouir. Après tous ces mois d'angoisse et d'incertitude, voilà que du temps et de la tranquillité nous sont donnés, c'est une chance formidable et inespérée. Je sais que tu seras immédiatement soulagé à la lecture de ces lignes et c'est aussi un immense soulagement pour moi. J'ai tellement souffert de te savoir malheureux, inquiet et dépassé par ce qui m'arrivait. Je sais que ça a été très dur pour toi et je voulais te dire combien j'avais admiré ton attitude durant toute cette longue épreuve. Merci pour tes attentions, tes encouragements et ton tendre soutien, si tu savais à quel point ils me furent utiles pour garder le moral et ne jamais renoncer à me battre. Tu m'as donné beaucoup de courage et de force, ça m'a aidé au-delà de ce que tu peux imaginer.

La maladie est pour le moment sous contrôle. Ce sursis inespéré fait que j'ai désormais du temps devant moi pour élaborer un changement de vie, organiser notre déménagement et imaginer une reconversion professionnelle, certainement dans l'écriture. À nouveau s'ouvrent pour moi tous les champs du possible et je compte bien profiter de cette magnifique opportunité pour accomplir des choses dont j'ai toujours rêvé. Mais surtout, je vais avoir la possibilité d'être là à tes côtés, de suivre ta réussite dans tes études, tes succès aux examens et tes futurs projets de vie. Je vais te voir t'accomplir et être heureux et ton bonheur sera aussi le mien. Qui sait, si la maladie reste suffisamment longtemps éloignée, tu pourrais même faire de moi une assez jeune grand-mère ! Sans les inquiétudes causées par mon état de santé, tu vas pouvoir cultiver ta joie de vivre avec plus de facilité et développer aussi plus librement ta capacité à aimer. Je sais que cette épreuve du cancer t'a profondément marqué toi aussi et qu'au travers elle tu as mûri et changé. Je te vois aujourd'hui plus attentif aux autres, à ceux qui t'aiment et que tu aimes, plus soucieux de prendre soin d'eux avec respect, sollicitude et bienveillance. Je sens aussi que tu aspires plus consciemment à développer ta nature profonde et à t'accomplir pleinement en écoutant cette petite voix intérieure qui sait ce qui est bon ou non pour toi. Tu as appris que la vie peut être plus courte qu'on ne le croit et qu'il ne faut pas attendre pour faire les choses qui nous tiennent à cœur. La vie, si c'est un privilège, est aussi éphémère et tragique car un jour elle s'achève, comme une rose éclot et un jour se fane, et c'est justement pour cela qu'il est essentiel de la vivre sans réserve, sans se priver de la moindre occasion d'éprouver du bonheur et de la joie, d'en répandre aussi autour de nous. La proximité avec la maladie t'a aussi donné une plus grande confiance en toi car tu as appris à accepter tes émotions, à ne pas en avoir peur ou honte, ainsi qu'à maîtriser ta colère face aux évènements qui t'échappaient. Le malheur, la souffrance et le chagrin ne doivent surtout jamais écraser les bonheurs passés et tous ceux qui restent, toujours, à venir. Et même quand tout paraît sombre et désespéré, tu sais qu'il y a toujours des petits bonheurs à apprécier.

La maladie n'a donc pas été qu'une chose négative, bien au contraire. Elle nous a beaucoup appris, à chacun, elle nous a beaucoup donné aussi en nous permettant de nous rapprocher et de nous dire combien nous nous aimions. Tu sais combien je t'aime inconditionnellement, combien ta vie m'est précieuse et ton bonheur indispensable. Et j'ai moi aussi dans mon cœur la certitude de ton amour. Je regrette du fond de mon cœur toutes les insuffisances qui furent les miennes en tant que maman. Je sais que j'ai souvent manqué de patience, de souplesse et de psychologie pour répondre comme il l'aurait fallu aux manifestations de ton caractère et de ta sensibilité, cela t'a certainement fait de la peine, voire t'a fait souffrir. Je te demande pardon pour tout cela. J'ai toujours essayé de faire au mieux mais, parfois, le mieux ne suffit pas car il ne correspond pas du tout à ce dont l'autre a besoin. Malgré bien des obstacles, tu es devenu aujourd'hui un adulte lucide, loyal, courageux, quelqu'un de solide qui en même temps n'est pas dénué de tendresse et de sensibilité, quelqu'un que j'admire et dont je suis très fière. À chaque fois que je pense à toi, j'ai le cœur qui s'emballe et un sourire me monte aux lèvres. Merci pour toute cette lumière que tu as répandue et que tu répands autour de toi, pour tous ces bonheurs merveilleux que tu as semés dans ma vie et dans celle de François aussi. Je les garde précieusement dans mon cœur et chaque fois que j'y pense cela me rend heureuse. J'espère que nous aurons encore plein d'inoubliables moments à partager et d'avance je m'en fais une joie. Profitons de la vie, des bons moments qui s'offrent à nous, du temps précieux dont nous disposons et semons le plus de bonheur possible autour de nous. Et puis voyons-nous vite pour fêter ma guérison au champagne, comme il se doit !

Je t'aime mon Cœur. Pour toujours et à jamais.

Maman

Trois ans de lutte acharnée et de cheminement personnel, et voilà que ce chapitre improbable de ma vie se clôt. Enfin, je vais pouvoir tourner la page et en découvrir de nouvelles. En écrire aussi, au propre et pas seulement au figuré. La fatigue est désormais ma compagne fidèle, elle donne le tempo de mes jours, articule mes phases d'activité et de repos, quantifie mon travail d'écriture. Je me suis mise à l'aimer profondément, car elle m'empêche de revenir à d'anciennes habitudes toxiques, pourvoyeuses de surmenage et de stress. Cette fatigue chronique me protège et me guide. Comme la toux qui, lorsqu'elle survient, m'oblige à faire une pause, à prendre conscience de mon souffle et de mon état physique du moment. Je chemine maintenant d'un pas tranquille, appliqué et léger à la fois. Je fuis toute précipitation. La vie est beaucoup trop courte pour que je sois pressée. Après avoir envoyé ce récit à divers éditeurs, je me suis mise sans attendre à l'écriture d'un roman.

J'y travaille tous les jours, avec un bonheur sans cesse renouvelé, presque extatique. Chaque jour, lorsque je m'assois à mon bureau pour écrire, j'ai rendez-vous avec quelqu'un que je suis impatiente de retrouver pour une conversation délicieusement intime, et ce quelqu'un c'est moi, avec qui je vis en bien meilleurs termes qu'avant la maladie. J'ai appris la bienveillance et l'empathie envers moi-même, une certaine forme d'égoïsme aussi, nécessaire à une saine considération et préservation de soi. Je me sens tellement bien parfois qu'il m'arrive de redouter le retour de la maladie, comme si le bonheur ne pouvait m'être donné si longtemps et si fort sans qu'il soit inévitablement menacé. Mais ça ne dure pas. Je reviens à moi, à cet ici et maintenant que j'habite si entièrement désormais qu'il n'y a plus de place pour les choses futiles, les pensées polluantes et les spéculations inutiles. Je vis, avec le cancer certes, mais avant tout je vis. Intensément. Avec conscience. Et comme le dit si joliment Thomas Dutronc, je n'oublie plus un seul jour que je suis « immortelle, jusqu'à demain ».

« Vivre chaque jour comme si c'était le dernier ;
Ne pas s'agiter, ne pas sommeiller, ne pas faire semblant. »
Marc-Aurèle

Table des matières

Prologue 9
Un printemps de mauvais augure 13
Prendre du recul 21
Diagnostic 27
Se mettre en ordre de bataille 31
Prévenir mes proches 43
L'offensive est lancée 55
Grands et petits maux 65
On coupe ! 79
Chercher mon second souffle 87
Une vie de pensionnaire citadine 99
Fin du protocole de soins 111
Récidive 123
Parenthèse italienne 131
Nouveau protocole 141
Métastases 153
Le dernier été 161
Vivre le détachement 177
Le dernier été ? 185
Vivre avec 193

Structures éditoriales du groupe L'Harmattan

L'Harmattan Italie
Via degli Artisti, 15
10124 Torino
harmattan.italia@gmail.com

L'Harmattan Hongrie
Kossuth l. u. 14-16.
1053 Budapest
harmattan@harmattan.hu

L'Harmattan Sénégal
10 VDN en face Mermoz
BP 45034 Dakar-Fann
senharmattan@gmail.com

L'Harmattan Cameroun
TSINGA/FECAFOOT
BP 11486 Yaoundé
inkoukam@gmail.com

L'Harmattan Burkina Faso
Achille Somé – tengnule@hotmail.fr

L'Harmattan Guinée
Almamya, rue KA 028 OKB Agency
BP 3470 Conakry
harmattanguinee@yahoo.fr

L'Harmattan RDC
185, avenue Nyangwe
Commune de Lingwala – Kinshasa
matangilamusadila@yahoo.fr

L'Harmattan Congo
67, boulevard Denis-Sassou-N'Guesso
BP 2874 Brazzaville
harmattan.congo@yahoo.fr

L'Harmattan Mali
ACI 2000 - Immeuble Mgr Jean Marie Cisse
Bureau 10
BP 145 Bamako-Mali
mali@harmattan.fr

L'Harmattan Togo
Djidjole – Lomé
Maison Amela
face EPP BATOME
ddamela@aol.com

L'Harmattan Côte d'Ivoire
Résidence Karl – Cité des Arts
Abidjan-Cocody
03 BP 1588 Abidjan
espace_harmattan.ci@hotmail.fr

Nos librairies en France

Librairie internationale
16, rue des Écoles
75005 Paris
librairie.internationale@harmattan.fr
01 40 46 79 11
www.librairieharmattan.com

Librairie des savoirs
21, rue des Écoles
75005 Paris
librairie.sh@harmattan.fr
01 46 34 13 71
www.librairieharmattansh.com

Librairie Le Lucernaire
53, rue Notre-Dame-des-Champs
75006 Paris
librairie@lucernaire.fr
01 42 22 67 13

www.ingramcontent.com/pod-product-compliance
Lightning Source LLC
LaVergne TN
LVHW010936061026
849535LV00007B/2422